T0269286

Informatorium voor Voeding en Diëtetiek

Majorie Former • Gerdie van Asseldonk
Jacqueline Drenth • Jolanda van Duinen
(Redactie)

Informatorium voor Voeding en Diëtetiek

Dieetleer en Voedingsleer –
Supplement 91 – december 2015

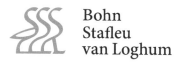

Bohn
Stafleu
van Loghum

Houten 2015

Redactie
Majorie Former
Almere
The Netherlands

Gerdie van Asseldonk
Delft
The Netherlands

Jacqueline Drenth
Garrelsweer
The Netherlands

Jolanda van Duinen
Drachten
The Netherlands

ISBN 978-90-368-1074-6
DOI 10.1007/978-90-368-1075-3

ISBN 978-90-368-1075-3 (eBook)

NUR 893
Basisontwerp omslag: Studio Bassa, Culemborg
Automatische opmaak: Crest Premedia Solutions (P) Ltd., Pune, India

Bohn Stafleu van Loghum
Het Spoor 2
Postbus 246
3990 GA Houten

www.bsl.nl

Redactioneel

December 2015

Beste lezer,

In dit supplement van het *Informatorium voor Voeding en Diëtetiek* zijn de volgende, reeds bestaande hoofdstukken geactualiseerd.

In het deel Voedingsleer

- *De voedingsanamnese - Methoden voor voedselconsumptieonderzoek van bevolkingsgroepen en individuen* door dr. J.H.M. de Vries, voedingskundige, Wageningen Universiteit, Humane Voeding en dr. ir. E.J. de Boer, voedingskundige en epidemioloog, RIVM in Bilthoven.

Voedingsanamnese is een verzamelnaam voor verschillende technieken om de voedselconsumptie van een persoon te schatten. Alle beschikbare technieken hebben voor- en nadelen. De keuze voor het gebruik van een bepaalde techniek hangt af van het doel, de doelgroep en de beschikbare middelen. Onderzoek naar de validiteit en reproduceerbaarheid van een techniek geeft inzicht in de kwaliteit. Om deze kwaliteit te verbeteren moet men de bronnen van fouten en variatie in de meting kennen.

De voedingsanamnese wordt in de gezondheidszorg voor andere doelen gebruikt dan in het wetenschappelijk onderzoek. De kwaliteitseisen zijn daarom anders, maar voor een evaluatieonderzoek van het diëtistisch handelen worden kwaliteitseisen gesteld, vergelijkbaar met die voor wetenschappelijk onderzoek.

- *Het Nederlandse voedingspeilingsysteem* door dr. ir. C.T.M. van Rossum, dr. ir. E.J. de Boer en dr. ir. M.C. Ocké, allen voedingskundige bij het Rijksinstituut voor Volksgezondheid en Milieu (RIVM) in Bilthoven.

Vanaf 1987 worden in Nederland voedselconsumptiepeilingen uitgevoerd. Door het voedingspeilingsysteem komt informatie beschikbaar over de consumptie van voedingsmiddelen en de daarmee samenhangende inname van energie, voedingsstoffen en potentieel schadelijke stoffen. In dit hoofdstuk wordt ingegaan op de opzet en uitvoering van de voedselconsumptiepeilingen en wordt aan de hand van enkele voorbeelden het gebruik van de gegevens toegelicht.

In het deel Dieetleer

- *Ondervoeding en nutritional assessment in de klinische setting* door drs. E. van den Hogen, diëtist, en dr. N. Reijven Voedingswetenschapper, beiden verbonden aan de afdeling Klinische Diëtetiek van het Maastricht UMC+.

Ondervoeding als gevolg van ziekte is een veelvoorkomend probleem, zelfs in de Nederlandse ziekenhuizen en verpleeghuizen. Omdat een slechte voedingstoestand een negatieve invloed heeft op het herstel van ziekte, is het van groot belang om patiënten die ondervoed zijn of een groot risico lopen op ondervoeding snel op te sporen met behulp van een gevalideerd screeningsinstrument. Het bepalen en monitoren van de voedingstoestand, oftewel nutritional assessment, volgt op de screening. Het is tijdrovender en gedetailleerder dan de screening en draagt bij aan een adequate voedingstherapie.

- *Voeding bij jicht en hyperurikemie* door drs. J.J. van Duinen, redacteur van het *Informatorium voor Voeding en Diëtetiek.* en dr. T. Jansen, Reumatoloog, Radboud UMC Nijmegen & VieCuri MC, Venlo.

Jicht is een gewrichtsaandoening waarbij een ontsteking ontstaat doordat natriumuraatkristallen neerslaan. Risicofactoren voor het ontstaan van jicht zijn overgewicht/pogingen tot snel afvallen, verminderde nierfunctie en het gebruik van diuretica, maar ook alcoholgebruik en een eiwitrijke voeding kunnen een rol spelen. De huidige medicamenteuze behandelingen hebben ertoe geleid dat een purinearme voeding een minder belangrijke plaats heeft in de behandeling, maar toch nog steeds aandacht behoeft.

Met vriendelijke groet,
namens de redactie,
Majorie Former, hoofdredacteur *Informatorium voor Voeding en Diëtetiek*

Inhoud

Hoofdstuk 1
Ondervoeding en nutritional assessment in de klinische setting

December 2015

E. van den Hogen en N. Reijven

Samenvatting
Ondervoeding als gevolg van ziekte is een veelvoorkomend probleem, zelfs in de Nederlandse ziekenhuizen en verpleeghuizen. Omdat een slechte voedingstoestand een negatieve invloed heeft op het herstel van ziekte, is het van groot belang om patiënten die ondervoed zijn of een groot risico lopen op ondervoeding snel op te sporen met behulp van een gevalideerd screeningsinstrument.

Het bepalen en monitoren van de voedingstoestand, oftewel nutritional assessment, volgt op de screening. Een volledig of gedeeltelijk nutritional assessment kan volgen bij patiënten die positief gescreend zijn voor risico op ondervoeding. Het is tijdrovender en gedetailleerder dan de screening en draagt bij aan een adequate voedingstherapie. Het bepalen van de voedingstoestand gebeurt met behulp van een aantal verschillende metingen en bepalingen, zoals het in kaart brengen van de nutriëntenbalans, het bepalen van de lichaamssamenstelling, het meten van het energieverbruik en het bepalen van functionele parameters en relevante bloedparameters. Hoewel de verschillende metingen een goed overzicht geven van de voedingstoestand van een patiënt, kunnen ook metingen afzonderlijk een bijdrage leveren aan de evaluatie van het voedingsbeleid. Aangezien behalve de voeding ook ziekte en behandeling van invloed zijn op de voedingstoestand, is een multidisciplinaire benadering aan te raden.

1.1 Inleiding

Ziekte is van invloed op de voedingstoestand van de mens en omgekeerd is de voedingstoestand van invloed op het verloop van een ziekte, het optreden van complicaties, het effect van de behandeling en de kwaliteit van leven. De voedingstoestand

E. van den Hogen ✉
diëtist, afdeling Klinische Diëtetiek, Maastricht UMC+

N. Reijven
Voedingswetenschapper, afdeling Klinische Diëtetiek, Maastricht UMC+

© 2015 Bohn Stafleu van Loghum, onderdeel van Springer Media BV
M. Former et al. (Red.), *Informatorium voor Voeding en Diëtetiek,*
DOI 10.1007/978-90-368-1075-3_1

is een conditie van het lichaam als gevolg van inname, absorptie en benutting van voeding enerzijds en de invloed van ziektefactoren anderzijds (Pichard e.a., 2004). Door de voedingstoestand van patiënten te monitoren kunnen voedingsproblemen vroegtijdig worden onderkend, waardoor snellere en meer adequate interventie mogelijk is.

Wanneer het lichaam over onvoldoende voedingsstoffen beschikt, is er sprake van een slechte voedingstoestand ofwel ondervoeding. Bij ondervoeding wordt onderscheid gemaakt tussen de termen wasting, sarcopenie en cachexie (par. 1.3.2). Alle drie impliceren een verlies van spiermassa, maar de oorzaken verschillen.

Ter ondersteuning van het diëtistisch handelen, en om dit handelen te objectiveren en te evalueren, brengt de diëtist de voedingstoestand in kaart en monitort dit. Naast de diëtistische anamnese kunnen aanvullende gegevens, zoals lichaamssamenstelling, functionele parameters, biochemische parameters en energieverbruik worden verzameld. Verder is het van belang om ziekteparameters, eventuele verliezen en lichamelijke activiteit in kaart te brengen. Het monitoren van de voedingstoestand is een dynamisch proces en vraagt om zowel een terugblik als een vervolg. Omdat niet alle parameters door een diëtist geïnterpreteerd kunnen worden in relatie tot ziekte, is een multidisciplinair team voor de beoordeling van de resultaten van essentieel belang, zeker bij patiënten met een gecompliceerd ziektebeeld.

Niet in iedere instelling bestaat de mogelijkheid om een uitgebreid nutritional assessment uit te voeren. Hoewel verschillende metingen een beter beeld geven van de voedingstoestand van de patiënt, kunnen enkele eenvoudige metingen (par. 1.4.2) ook veel extra informatie verschaffen ter evaluatie van de voedingstoestand met behulp van een minimaal nutritional assessment.

Nutritional assessment
'Nutritional assessment' is het op gestructureerde wijze bepalen van de voedingstoestand en de energiebehoefte met behulp van een aantal objectieve metingen, ter aanvulling op subjectieve parameters en in relatie met specifieke ziektekenmerken, zodat een adequaat (voedings)behandelplan voor de patiënt opgesteld en uitgevoerd kan worden. Dit gebeurt bij voorkeur in een multidisciplinaire setting.

1.2 Prevalentie van ondervoeding

Studley (1936) was de eerste die aantoonde dat gewichtsverlies een risicofactor is voor postoperatieve complicaties. Bij postoperatieve patiënten was een gewichtsverlies van meer dan 20 procent geassocieerd met een mortaliteitsverhoging van 33 procent, die voornamelijk het gevolg was van infectieuze complicaties. Sindsdien zijn er vele studies geweest die hebben aangetoond dat in ontwikkelde landen ondervoeding voorkomt bij een zeer groot gedeelte van de ziekenhuispopulatie.

De gemiddelde prevalentie van ondervoeding in algemene ziekenhuizen was in 2014 11,8 procent en de prevalentie van mensen met een risico op ondervoeding was 2,5 procent. In verpleeghuizen bleek minimaal 17 procent van de inwoners ondervoed te zijn en 1,8 procent had risico daarop (Halfens e.a., 2014). De definities die hierbij zijn gehanteerd door de LPZ (Landelijke Prevalentiemeting Zorgproblemen) voor 2014 zijn als volgt (Halfens.a., 2014):

- Risico op ondervoeding als in de laatste zes maanden onbedoeld 5-10 procent gewichtsverlies.
- Ondervoeding als:
  1. BMI (Body Mass Index) kleiner dan 18,5 (patiënten van 65 jaar en ouder een BMI ≤ 20,0); of
  2. onbedoeld gewichtsverlies van meer dan 10 procent in de laatste zes maanden en/of meer dan 5 procent in de laatste maand.

1.3 Ondervoeding

1.3.1 Definitie van ondervoeding

Stuurgroep Ondervoeding Nederland heeft de volgende definitie van ondervoeding aangenomen:

Ondervoeding in de klinische setting is een acute of chronische voedingstoestand waarbij een tekort of disbalans van energie, eiwit en andere voedingsstoffen leidt tot meetbare, nadelige effecten op de lichaamssamenstelling, functioneren en klinische resultaten.Bron: Soeters e.a., 2008

Een goede voedingstoestand is een lichamelijke toestand waarbij sprake is van een goede biologische functie. Een slechte voedingstoestand houdt dus automatisch een verminderde biologische functie in, waarbij bijvoorbeeld de immuunfunctie afneemt en de morbiditeit en de mortaliteit stijgen. De voedingstoestand wordt beinvloed door voedselinneming en energieverbruik, maar ook door leeftijd, ziekten, medicijnen en andere therapieën.

In 2015 geeft de European Society of Parenteral and Enteral Nutrition (ESPEN) (Cederholm e.a., 2015) de aanbeveling dat risicopatiënten geïdentificeerd dienen te worden met gevalideerde instrumenten en zo dient ook de voedingstoestand te worden gemeten. Er worden twee opties genoemd voor het stellen van de diagnose ondervoeding:

1. Body Mass Index (BMI, kg/m^2) < 18,5.
2. Onbedoeld gewichtsverlies van 10 procent onafhankelijk van de tijd waarin dit gewichtsverlies heeft plaatsgevonden of > 5 procent in drie maanden, gecombineerd met:
   - BMI < 20 kg/m^2 bij een leeftijd onder de 70 jaar, of een BMI < 22 kg/m^2 bij een leeftijd > 70 jaar; of
   - FFMI (fat free mass index) < 15 en < 17 kg/m^2 bij respectievelijk vrouwen en mannen.

1.3.2 Soorten ondervoeding

Ondervoeding wordt vaak gedefinieerd als een tekort aan voedingsstoffen, leidend tot een verminderde biologische functie. In deze beschrijving wordt een inadequate voedselinname en/of -opname verondersteld, maar wordt geen aandacht besteed aan het effect van het ziekteproces of veroudering op de voedingstoestand van de patiënt. Een tekort aan voedingsstoffen in de kliniek is echter slechts in uitzonderlijke gevallen, bijvoorbeeld bij verminderde voedselinname en anorexia nervosa, de enige oorzaak van ondervoeding.

Afhankelijk van de onderliggende oorzaak worden verschillende verschijningsvormen van ondervoeding onderscheiden, die in principe ook allemaal een verschillende behandeling behoeven. In de praktijk blijken de verschillende vormen echter moeilijk van elkaar te onderscheiden te zijn en er is vaak sprake van een mengvorm.

Cachexie Bij cachexie is er sprake van een multifactorieel syndroom dat wordt gekarakteriseerd door een doorgaand verlies van skeletspiermassa (met of zonder verlies van vetmassa) dat niet volledig gestopt kan worden door voedingsinterventie en leidt tot verminderd functioneel functioneren.

Sarcopenie Bij sarcopenie is er sprake van leeftijdgeassocieerd verlies van skeletspiermassa en functionaliteit. Het is een complex multifactorieel syndroom dat wordt veroorzaakt door veranderde anabole hormoonspiegels (o.a. testosteron, oestrogenen, groeihormoon), verminderde energie- en eiwitinname, verminderde lichamelijke activiteit, chronische ziekte, inflammatie en insulineresistentie.

Wasting Alleen een tekort aan voedingsstoffen door verlaagde inname of verhoogde verliezen wordt 'wasting' genoemd. Hierbij is er een verlies aan vetmassa en spiermassa, waarbij als eerste de vetmassa wordt aangesproken en daarna de spiermassa, bijvoorbeeld ten gevolge van anorexie. Hieronder valt anorexia nervosa, maar bijvoorbeeld ook het gewichtsverlies door verwaarlozing of eenzaamheid.

Het onderscheid en de overlap tussen cachexie, sarcopenie en wasting is inzichtelijk gemaakt in tabel 1.1.

Dit hoofdstuk bespreek het meten van ondervoeding in het algemeen. Er wordt geen onderscheid gemaakt tussen de verschillende vormen van ondervoeding.

1.3.3 Veranderingen in het lichaam tijdens hongeren en ziekte

Het lichaam bestaat uit vetmassa en vetvrije massa. De vetvrije massa is onderverdeeld in lichaamscelmassa, zoals organen en spiermassa, en extracellulaire massa bestaande uit met name extracellulair water en mineralen. Tijdens hongeren neemt het lichaamsgewicht af, wat voor het grootste gedeelte verklaard kan worden door verlies van vetmassa.

De invloed van ziekte op de voedingstoestand is op verschillende manieren merkbaar. Katabolie leidt tot een verhoogd energieverbruik en bovendien kan er

Tabel 1.1 Karakteristieken van cachexie, sarcopenie en wasting.

	Cachexie	Sarcopenie	Wasting
verminderde 'body cel massa' (BCM)	ja skeletal muscle index < 7,26 kg/m² voor vrouwen en < 5,45 kg/m² voor mannen	ja skeletal muscle index < 7,23 kg/m² voor vrouwen en < 5,67 kg/m² voor mannen	BMI < 18,5 > 65 jaar: BMI < 20
gewichtsverlies	> 5% in de laatste 6 maanden of > 2% in combinatie met BMI < 20 kg/m²	niet altijd	> 5% in de laatste maand of > 10% in de laatste 6 maanden
verminderde energie-inname	ja	niet altijd	ja
verhoogd basaal energieverbruik	ja	niet altijd	niet altijd
verminderde functionaliteit	ja	ja	ja
inflammatie	ja	niet altijd	niet altijd
verminderde immuunstatus	ja	niet altijd	niet altijd
verhoogde mortaliteit	ja	ja	ja
behandeling	– optimale voedingsinname – beweging – anticytokinemiddelen en anabole hormonen	– optimale voedingsinname – krachttraining, beweging	– optimale voedingsinname – beweging
voorbeelden	– leverziekte – reumatoïde artritis – hartfalen – bepaalde vormen van kanker – kwashiorkor	– veroudering – inactiviteit	– aids – marasmus – verwaarlozing

Bron: Stuurgroep Ondervoeding, 2011

sprake zijn van een verminderde voedselinneming, een gestoorde opname of benutting van voedingsstoffen, alsmede een verhoogd verlies hiervan. Daarbij zijn zieke mensen meestal bedlegerig en hebben ze weinig tot geen lichamelijke activiteit. Deze effecten van ziekte kunnen bijdragen aan een afname van het lichaamsgewicht, waarbij met name de vetvrije massa afneemt, ook als er geen sprake lijkt van een negatieve energiebalans.

Bij ziekte (katabolie) zal het gewichtsverlies niet alleen door verlies van vetmassa, maar ook door verlies van lichaamseiwit veroorzaakt worden. Dit verlies van lichaamseiwit wordt veroorzaakt door een verhoogde eiwitafbraak in combinatie met een verhoogde aanmaak van acutefase-eiwitten. Eiwit vormt een structureel onderdeel van het lichaam en elk eiwit heeft een functie. Afname van eiwit in het lichaam betekent afname van spiermassa en dus van functionele capaciteit.

Vaak wordt bij ziekte het gewichtsverlies gecamoufleerd door een toename van extracellulair water (oedeem, ascites) en door verplaatsing van eiwit/albumine van perifeer naar de organen. Het lichaamsgewicht kan daardoor zelfs flink stijgen.

Verder zal tijdens hongeren door gezonde personen het energieverbruik afnemen, terwijl bij ziekte het energieverbruik juist kan toenemen door onder andere temperatuurverhoging en lichamelijke stress. De organen die de meeste energie in de vorm van glucose verbruiken zijn de spieren, de lever en de hersenen. Het lichaam past zich aan, zodat ook deze organen nog lange tijd van energie worden voorzien door spier- en later orgaaneiwitten om te zetten in glucose, de gluconeogenese (Coffee, 1998).

1.3.4 Risicogroepen

Bij patiënten van de specialismen geriatrie, oncologie, interne geneeskunde en gastro-enterologie is de prevalentie van de screeningsuitslag 'ondervoed' het hoogst. De patiënten met de screeningsuitslag 'ondervoed' liggen 1,4 dag langer in het ziekenhuis, bleek uit de Nederlandse Prevalentiemeting Ondervoeding in Ziekenhuizen (NPOZ) 2015.

1.3.5 Verschijnselen/gevolgen bij ondervoeding

Een afname van eiwitmassa en dus spiermassa geeft een daling van de weerstand, extra risico op complicaties en infecties bij ziekte, slechtere wondgenezing, vertraagd herstel, langere opnameduur en zelfs een verhoogde kans op overlijden (Cooper e.a., 2010).

1.4 Nutritional assessment

Een volledig nutritional assessment volgt indien gewenst op de, in de kliniek verplichte, screening of na een minimaal assessment als er meer informatie nodig is. Helaas bestaat er geen gouden standaard voor het bepalen van de voedingstoestand. Er zijn verschillende methoden om de voedingstoestand in kaart te brengen. Meestal worden verscheidene methoden naast elkaar gebruikt.

Vier elementen die dienen als basis voor een volledig nutritional assessment zijn (Soeters e.a., 2008):

1. meten van de nutriëntenbalans;
2. meten van lichaamssamenstelling;
3. meten van inflammatoire activiteit; en
4. meten van spierfunctie, immuunfunctie en cognitieve functie.

De belangrijkste doelen van nutritional assessment zijn de volgende.

- Het tijdig opsporen van patiënten met voedingstekorten of een verhoogd risico op voedingstekorten, zodat zo snel mogelijk een adequaat voedingsbeleid kan worden gestart.
- Het nauwkeurig vaststellen van de mate van ondervoeding, waardoor een adequate bepaling van de individuele voedingsbehoefte mogelijk is.
- Diagnostische doeleinden – bijvoorbeeld bij patiënten met onbegrepen gewichtsverlies kan worden bepaald of hier een lichamelijke oorzaak voor is.
- Het monitoren van veranderingen in de voedingstoestand tijdens voedingsinterventie, zodat de resultaten van het voedingsbeleid zichtbaar worden.
- Het verzamelen van gegevens voor wetenschappelijk onderzoek.
- Meer aandacht van artsen en verpleging voor de voedingstoestand van een patiënt.
- Verbetering en/of ontwikkeling van de toepassing van nutritional assessment in de klinische setting.

1.4.1 Minimaal assessment van de voedingstoestand

Wanneer een patiënt positief scoort bij de screening op ondervoeding, vindt er een verwijzing naar de diëtist plaats. De diëtist dient volgens de huidige richtlijnen de oorzaak en mate van ondervoeding te bepalen. Een volledig nutritional assessment is echter vaak niet mogelijk vanwege het ontbreken van de benodigde apparatuur, kennis en tijd.

Een minimaal assessment kan met behulp van eenvoudige apparatuur snel informatie verschaffen over de lichaamssamenstelling en de spierkracht, en zou bij elk diëtistisch consult herhaald kunnen worden. Hierdoor kunnen kwantitatieve data verzameld worden die geschikt zijn voor het monitoren van de voedingstoestand. Het minimale assessment, ook wel Short Nutritional Assessment Procedure (SNAP) genoemd, bestaat uit meting van: lengte, gewicht, polsomtrek, bovenarmomtrek, tricepshuidplooi en handknijpkracht. Hieruit worden BMI, lichaamsbouw (via polsomtrek in relatie tot lengte), spieroppervlakte van de bovenarm en vetoppervlakte van de bovenarm berekend. Door de gemeten waarden te vergelijken met referentiewaarden, daarbij rekening houdend met de lichaamsbouw, kan worden beoordeeld of er onder- of overgewicht is, of er te veel, voldoende of te weinig onderhuids vet en spiermassa aanwezig is en of de spierkracht te laag of normaal is. Van alle gemeten en berekende waarden zijn normaalwaarden bekend, gespecificeerd naar geslacht en leeftijd (www.nutritionalassessment.azm.nl).

Dit minimale assessment dient als aanvulling op de gegevens omtrent de energie- en nutriëntenbalans, die via een anamnese worden verkregen, en de mate van inflammatie (CRP, albumine) die via bloedwaarden kan worden afgeleid.

Wanneer spieroppervlakte en spierkracht laag zijn wordt geadviseerd een uitgebreider assessment uit te voeren waarbij de lichaamssamenstelling duidelijk in kaart wordt gebracht.

1.4.2 Volledig nutritional assessment

Nutritional assessment is gericht op patiëntengroepen met een verhoogd risico op ondervoeding en patiënten bij wie het meten van de voedingstoestand kan bijdragen aan de diagnosestelling. Een volledig nutritional assessment kan natuurlijk alleen worden uitgevoerd als het daarvoor noodzakelijke instrumentarium aanwezig is. Daarnaast wordt het uitgevoerd indien er extra informatie nodig is met betrekking tot bijvoorbeeld de vochtverdeling in het lichaam, een verwachte afwijkende energiebehoefte, extra informatie uit bloedwaarden enzovoort.

Een volledig nutritional assessment bestaat uit:

1. screening door arts of verpleging: SNAQ of MUST;
2. meten en beoordelen van de balans tussen intake en verliezen;
3. meten en beoordelen van de lichaamssamenstelling;
4. meten en beoordelen van het energieverbruik;
5. meten en beoordelen van biochemische parameters;
6. meten en beoordelen van functionele parameters;
7. multidisciplinaire bespreking van de resultaten.

1 Screening

Een eerste stap om ondervoeding aan te pakken is screening van de hoogrisicogroepen. In Nederland worden voor de ziekenhuispopulatie twee screeningsinstrumenten aanbevolen, namelijk de MUST en de SNAQ. Voor uitgebreide informatie over screening wordt verwezen naar IVD Voedingsleer 'Screenen op ondervoeding bij volwassenen' door H.M. Kruizenga en A.M.Evers.

2 Meten en beoordelen van de balans tussen intake en verliezen

Alle mogelijke factoren die kunnen leiden tot ondervoeding dienen geïdentificeerd te worden: gewichtsverlies, eetlust, intake, vochtbalans, gastro-intestinale klachten, koorts, verliezen en medicatie moeten worden nagevraagd (Van Bokhorst-De van der Schueren e.a., 2011). Een voedingsanamnese in het kader van een volledig nutritional assessment wordt op gestructureerde wijze afgenomen door de behandelend diëtist. Dit kan bijvoorbeeld worden gedaan met behulp van de 24-uurs 'recall'-methode of met behulp van een voedingslijst of eetdagboek. De intake wordt vergeleken met gemeten of berekende behoeften. (Zie voor uitgebreide informatie IVD Voedingsleer 'De voedingsanamnese' door J.H.M. de Vries, E.J. de Boer en K.F.A.M. Hulshof.)

Naast het afnemen van een voedingsanamnese is het van belang om na te gaan of er problemen zijn met de inneming van voedsel, bijvoorbeeld doordat een patiënt niet rechtop kan zitten, door vermoeidheid, kauwproblemen, slikproblemen, misselijkheid, braken, buikproblemen, aversies, benauwdheid, psychosociale factoren of omdat de patiënt nuchter moet zijn voor onderzoeken. Ook gastro-intestinale klachten kunnen van invloed zijn, zoals malabsorptie, maldigestie of malexcretie. Verder kunnen verliezen optreden via grote wonden of drains, waardoor de voedingstoestand en voedingsbehoefte van een patiënt beïnvloed worden.

Bij het in kaart brengen van de vochtbalans is het van belang vast te stellen of sprake is van dehydratie of oedeem. Het dagelijks meten van het gewicht kan een hulp zijn bij de vochtbalans. Verder kunnen bloedwaarden als creatinine, ureum en elektrolyten een beeld geven van de vochtbalans.

3 Meten en beoordelen van de lichaamssamenstelling

Huidig gewicht, ideaalgewicht, percentage gewichtsverlies, lengte en gewicht/ lengte-indexen kunnen meestal eenvoudig bepaald worden en geven inzicht in de voedingstoestand van de patiënt. Het gewicht en de lengte dienen te worden gemeten. Het is onbetrouwbaar om van de gerapporteerde waarden van de patiënt uit te gaan (Rowland, 1990).

Het lichaamsgewicht alleen geeft vaak onvoldoende informatie over de vraag of er sprake is van ondervoeding. Bij oedeem of ascites kan het gewicht van de patiënt gelijk blijven, terwijl spiermassa verloren gaat en vocht het gewichtsverlies maskeert. Een meting van lichaamssamenstelling geeft een betere indicatie van de voedingstoestand, omdat daarmee spier- en vetmassa onderscheiden kunnen worden, maar ook wijzigingen in de hoeveelheid vocht zichtbaar gemaakt kunnen worden. Daarbij kan met sommige technieken onderscheid worden gemaakt tussen intracellulair en extracellulair vocht. Er zijn diverse metingen om de lichaamssamenstelling te meten, zoals huidplooimetingen, omtrekmaten, bio-elektrische impedantie, dexascan, CT-scan en MRI. In IVD 'Methoden voor het vaststellen van de lichaamssamenstelling' door prof. dr. ir. M. Visser, worden deze technieken uitgebreid besproken.

De vetvrijemassa-index (FFMI = vetvrije massa in kg/lengte in meters^2) kan worden berekend aan de hand van de metingen. Cut-off waarden voor vrouwen zijn een FFMI van 15 kg/m^2 en voor mannen 17 kg/m^2 (Cederholm, Bosaeus, Barazzoni e.a., 2015).

4 Meten en beoordelen van het energieverbruik

Rustmetabolismemetingen kunnen worden verricht door bijvoorbeeld een indirecte calorimetrie met behulp van de 'ventilated hood', waarbij uit de hoeveelheid O_2 en CO_2 in de uitgeademde lucht van de patiënt wordt berekend hoe hoog het energieverbruik in rust is. Verder kan de substraatverbranding worden beoordeeld met behulp van de respiratoire quotiënt (RQ); dit is de verhouding tussen CO_2 en O_2. Het meten van het energieverbruik is van belang bij patiënten in de kliniek bij wie een schatting van het energieverbruik door middel van berekeningen moeilijkheden geeft. Dit is het geval bij patiënten met een afwijkende lichaamssamenstelling (bijv. door oedeem, onder- of overgewicht, hypoalbuminemie of na amputatie van een ledemaat), niet-adequate respons op voedingstherapie, moeilijkheden met het ontwennen van de beademing, postoperatieve orgaantransplantatie of septische patiënten. Bij ernstig en langdurig zieke patiënten zijn er zo veel factoren van invloed op het energieverbruik dat het vaak verstandig is om het rustmetabolisme te meten om er zeker van te zijn dat een adequate voeding wordt geboden. Dit is voornamelijk van belang bij patiënten die kunstmatig gevoed worden (dus enteraal of parenteraal), omdat dit meestal patiënten zijn die geen verzadigings- of hongergevoel kunnen aangeven door sufheid of beademing (Porter & Cohen, 1996). Indien de diëtist de mogelijkheid heeft om deze meting uit te voeren verdient het aanbeveling om dit zelf te doen. Omdat de apparatuur erg duur is, zal de diëtist deze meting echter niet zelden moeten uitbesteden. Het is dan van belang dat de meetomstandigheden duidelijk gedefinieerd zijn (nuchter, zo min mogelijk activiteit, niet slapen, niet praten, niet roken voor de meting enz.).

Deze meting kan plaatsvinden in een apart daarvoor ingerichte ruimte waar een ventilated hood is aangesloten. De patiënt moet dus wel verplaatsbaar zijn. Een andere mogelijkheid is meten via de beademingsapparatuur op de intensive care, maar dat is niet bij alle beademingsapparatuur mogelijk.

5 Meten en beoordelen van biochemische parameters
Biochemische parameters worden meegenomen bij het bepalen van de voedingstoestand. Hierbij dient men zich te realiseren dat alle biochemische parameters die als maat voor de eiwitstatus worden gebruikt, worden beïnvloed door ziekte. De aanwezigheid van inflammatie geeft echter altijd extra risico op ondervoeding (Soeters e.a., 2008; Cederholm e.a., 2015).

Albumine
Dit is – in tegenstelling tot wat vroeger gedacht werd – meer een indicator voor ziekte dan voor voedselinneming. Men vindt bijvoorbeeld normale waarden bij patiënten met anorexia nervosa. Albumine daalt tijdens ernstige ziekte als deel van de acutefaserespons door een verminderde albuminesynthese, een verhoogde permeabiliteit van de vaatwand, een toename van het extracellulaire water en een verhoogde afbraak van albumine. Het plasma-albumine zal niet stijgen bij ernstig zieke patiënten totdat de metabole stress afneemt. Voeding heeft hierop geen invloed. Albumine kan dus wel gebruikt worden als indicatie voor de ernst van de ziekte en om in te schatten of een patiënt oedeem ontwikkelt of niet.

Referentiewaarde: 32-47 g/L voor mannen en vrouwen.

Pre-albumine
Dit is een betere, maar ook beperkte indicator voor recente voedselinneming; het daalt bij een energie-eiwitondervoeding. Het daalt echter ook tijdens infecties en als reactie op cytokines. Door een nierfunctiestoornis zal het pre-albuminegehalte in het bloed stijgen en door leverfunctiestoornis juist dalen.

Referentiewaarde: 0,2-0,4 g/L voor mannen en vrouwen.

Leukocyten
Deze geven aan of er een ontsteking is, samen met de bezinking en albumine, hemoglobine en het CRP (C-reactive protein). Indien er een ontsteking is, is het van belang dat deze eerst wordt behandeld. Voeding heeft geen invloed op de ontstekingsparameters en de leukocytenbepaling is dus geen voedingsparameter.

Referentiewaarde: $4\text{-}10 \times 10^9$/L voor mannen en vrouwen.

De controle van bloedwaarden op vitamines, mineralen en spoorelementen om puntdeficiënties te achterhalen kan van belang zijn bij patiënten met grote verliezen of een chronisch te lage inneming van voedingsstoffen. Bij diarree is het zaak om zink, calcium, magnesium (bij steatorroe) en kalium in de gaten te houden; deze kunnen in de klinische setting aangevraagd worden door de behandelend arts.

6 Meten en beoordelen van functionele parameters

Functionele parameters, zoals de handgripdynamometrie en de blaaskrachttest, bepalen met name de spierfunctie, dus de hoeveelheid actieve spiermassa en daarmee indirect de voedingstoestand. Een nadeel van deze functionele parameters is dat ze worden beïnvloed door pijn, medicatie en mechanische beperkingen van de patiënt. De blaastest wordt vaak afgenomen door een fysiotherapeut. De handknijpkracht wordt door steeds meer diëtisten gedaan en is eenvoudig uit te voeren.

Referentiewaarden per leeftijdscategorie zijn onder andere opgesteld door Webb (1989). Nederlandse referentiewaarden zijn te vinden op www.nutritionalassessment.azm.nl.

De maximale knijpkracht van de hand geeft een goede inschatting van de perifere spierfunctie en is gerelateerd aan de totale hoeveelheid spiermassa in het lichaam. Afname van de spierkracht kan een teken zijn van spierafbraak. Bij een verlies van 10 procent van de spiereiwitten zal tevens de spierkracht afnemen.

Meting handknijpkracht

Uitvoering is afhankelijk van de referentietabel (in kg/force of in newton/force) en de apparatuur die wordt gebruikt. Er worden in de literatuur verschillende methoden beschreven. Een van de meters (de Jamar Hydraulic Hand Dynamometer, model 5030J1) staat afgebeeld in figuur 1.1.

Uitvoering

- Stel de handgreep zo in dat hij prettig in de hand ligt.
- Laat de patiënt ontspannen rechtop zitten.
- Zet de wijzer van de handgripmeter op nul.
- Laat de patiënt korte tijd zo hard mogelijk knijpen, waarbij de knijpende hand naar het lichaam gebracht mag worden.
- Moedig de patiënt aan bij het knijpen.
- Lees de waarde van de wijzer af.
- Laat de patiënt even ontspannen, met name de hand.
- Herhaal dit drie keer en noteer de beste waarde.

Referentiewaarden

Webb (1989) heeft referentiewaarden ingedeeld per leeftijdscategorie en per geslacht. De waarden zijn gebaseerd op de knijpkracht met de niet-dominante hand, hoewel hij weinig verschillen vindt tussen de dominante en de niet-dominante hand (dit wordt tegengesproken in andere onderzoeken). Webb heeft in totaal 247 vrijwilligers gemeten tussen de 16 en 95 jaar (108 vrouwen en 139 mannen). De referentiewaarden geven cut-offpoints weer bij 85 procent van de spiermassa. Bij een

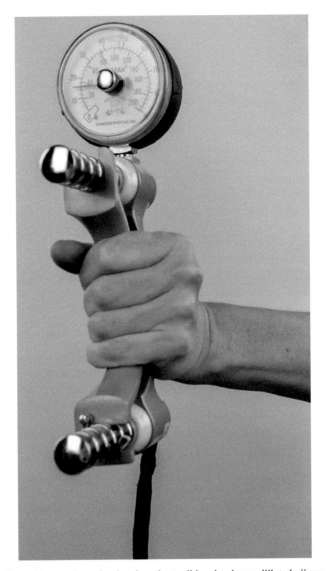

Figuur 1.1 De patiënt wordt gestimuleerd om korte tijd zo hard mogelijk te knijpen.

waarde onder deze 85 procent is het raadzaam om gegevens over de lichaamsbouw (framesize, lengte) en de overige metingen van het nutritional assessment ernaast te leggen om een correcte interpretatie van deze waarde mogelijk te maken.

Naast vergelijking van de handknijpkrachtwaarden met de referentietabellen is het verloop van opeenvolgende metingen ook zeer informatief om te weten of een patiënt al in de anabole fase zit en dus weer spieropbouw heeft. De knijpkracht kan afhankelijk van het te verwachten spiermassaverlies of de spiermassa-opbouw tussen de 1x per twee weken en 1x keer per drie maanden uitgevoerd worden om het verloop in kaart te brengen.

Minimaal acceptabele knijpkrachtwaarden preoperatief per leeftijd en geslacht op 85 procent van de normaalwaarde.

7 Multidisciplinaire bespreking van de resultaten

Bij een multidisciplinaire bespreking zijn meestal de behandelend arts, de diëtist en zo mogelijk ook een (voedings)verpleegkundige aanwezig.

De meetresultaten worden vergeleken met de referentiewaarden en cut-offpoints.

Tijdens de multidisciplinaire evaluatie vindt terugkoppeling van de meetresultaten van de nutritional assessment plaats en wordt per individuele patiënt al dan niet besloten tot actie.

De volgende onderwerpen komen hierbij aan bod:

- vochtbalans en nutritionele balans;
- behandeling van de ontsteking of ziekte;
- behandeling van eventuele verliezen;
- aanpassing van het voedingsbeleid;
- fysiotherapie;
- vaststellen van eventuele extra parameters;
- betekenis van de meting;
- vaststellen nieuw meetmoment (afhankelijk van het verloop).

De aanwezige arts plaatst de meetgegevens in het licht van het medische verhaal van de patiënt, waarbij medicatie, behandelingen en geplande ingrepen een rol spelen. De behandelend diëtist levert gegevens aan over de huidige en gebruikelijke intake, het gewichtsverlies en andere bijzonderheden met betrekking tot de voeding.

Uit de meetresultaten worden conclusies getrokken met betrekking tot wijzigingen in vetmassa, spiermassa (FFMI) en vocht en de mogelijke oorzaken hiervoor. Tevens wordt een behandelplan opgesteld met betrekking tot het behoud of zo mogelijk het verbeteren van de voedingstoestand en wordt besproken wat het te verwachten doel is van voeden, indien mogelijk in combinatie met beweging. Bloedwaarden worden meegenomen om gevolgen van de ziekte op de voedingstoestand te interpreteren. Uit het totale beeld wordt een conclusie geformuleerd en een behandelplan opgesteld. Tevens wordt een advies opgesteld voor vervolgmetingen.

Het meten van veranderingen in de lichaamssamenstelling van een patiënt kan de diëtist extra informatie geven over de voedingstoestand. Met een volledige bepaling van de voedingstoestand, inclusief anamnese, kan men vaststellen of en waardoor een afname in lichaamscelmassa verklaard kan worden, bijvoorbeeld door inflammatie, een te lage inneming, een afname van activiteit, metabole stoornissen, een verhoogde behoefte of door verliezen.

Afname van de vetvrije massa wijst op spier- en orgaanafbraak. Met alleen voeding is het niet mogelijk om spieropbouw te verwezenlijken. De combinatie van optimale voeding, in het bijzonder een optimale hoeveelheid en verdeling van eiwit, en oefening van de spieren door middel van fysiotherapie is in dit geval de uitkomst. Dit kan echter alleen bewerkstelligd worden wanneer de patiënt niet meer in katabole toestand verkeert. Bij een patiënt die kataboöl is, kan men op zijn best de eiwitafbraak beperken met een optimale hoeveelheid eiwit en energie. Men dient vooraf vast te stellen wat men wil weten en met welk doel de meting gedaan wordt. Als men geen doel heeft waarvoor de meting uitgevoerd moet worden, kan men de meting beter achterwege laten en de patiënt niet onnodig belasten.

1.5 Behandeling van ondervoeding

De medische oorzaken voor ondervoeding zijn zeer divers, waardoor ook diverse behandelingen mogelijk zijn. Tijdens de behandeling richt men zich op de oorzaken van de ondervoeding, zoals ziekte en behandeling, en wordt een gepast voedingsbeleid opgesteld om de voedingstoestand van de patiënt te optimaliseren.

Voor meer uitleg zie in IVD onder andere de hoofdstukken 'Decubitus en voeding', 'Longziekten', 'Geriatrie' en 'Neurologische aandoeningen'.

1.6 Conclusies voor de praktijk

De ernst van de ondervoeding en het voedingsbeleid dienen te worden geëvalueerd door professionals met kennis en ervaring op het gebied van voedingsbehoeften, verschillende voedingsmogelijkheden, voedingstechnieken, specifieke voedingen, lichaamssamenstelling, metabole regulatie van patiënten en bij de gekozen voeding behorende risico's en complicaties. De diëtist heeft specifieke kennis op dit gebied en speelt hierdoor een centrale rol in de behandeling van ondervoede patiënten. Inmiddels worden in veel ziekenhuizen ondervoede patiënten multidisciplinair behandeld, georganiseerd vanuit zogeheten 'voedingsteams'. In deze teams zitten vaak een diëtist, arts en verpleegkundige. Samen zijn zij verantwoordelijk voor de voedingstoestand van de patiënt. De taakverdeling tussen de betrokkenen kan per voedingsteam verschillen.

Dit hoofdstuk is geschreven vanuit een academische klinische setting, maar hoewel helaas niet iedere diëtist beschikt over de mogelijkheid om een volledig nutritional assessment uit te voeren, kan een gedeelte van de beschreven metingen al veel extra informatie verschaffen bij de evaluatie van het voedingsbeleid. Informatie over de verhouding tussen de vetmassa en de vetvrije massa of de verschuiving van lichaamswater geeft meer inzicht in de voedingstoestand van de patiënt dan bijvoorbeeld alleen gewicht of gewichtsverloop. Eenvoudige metingen, zoals het minimale nutritional assessment, maar ook subjectieve gegevens, zoals de kracht van een handdruk, de kleur van de huid en dergelijke, kunnen de diëtist extra informatie verschaffen naast de gegevens uit de anamnese. Iedere meting voegt objectieve kennis toe ter evaluatie van het handelen als diëtist, waardoor een beter voedingsbeleid kan worden gemaakt voor de individuele patiënt. Een multidisciplinaire evaluatie van meetgegevens in combinatie met gegevens over de ziektegeschiedenis draagt bij aan een adequate diagnosestelling en behandeling.

Voor meer informatie met betrekking tot het stappenplan voor de uitvoering van een volledig nutritional assessment, handleidingen voor metingen, achtergronden en referentietabellen wordt verwezen naar de website www.nutritionalassessment.azm.nl.

Referenties

Bokhorst-de van der Schueren MA, Soeters PB, Reijven PLM, Allison SP, Kondrup j. Diagnosis of malnutrition – Screening and assessment. In: Sobotka L (ed.). *Basics in clinical Nutrition*; fourth edition. ESPEN, 2011.

Cederholm T, Bosaeus I, Barazzoni R, Bauer J, van Gossum A, Klek S, e.a. Diagnostic criteria for malnutrition – An ESPEN Consensus Statement. *Clinical Nutrition* 2015; 34: 335–340.

Coffee CJ. *Metabolism*. Madison: Fench Creek publishing, 1998.

Cooper R, Kuh D, Hardy R. Objectively measured physical capability levels and mortality: systematic review and meta-analysis. *Bio Medical Journal*. 2010; 9: 341:c4467.

Halfens RJG, Meijers JMM, Meesterberends E, Neyens JCL, Rondas AALM, Rijckers S, e.a. *Landelijke Prevalentiemeting Zorgproblemen. Rapportage resultaten 2014*. Dept of health services research. Universiteit Maastricht, 2014.

Pichard C, Kyle UG, Morabia A, e.a. Nutritional assessment: lean body mass depletion at hospital admission is associated with an increased length of stay. *American Journal of Clinical Nutrition* 2004; 79(4): 613–618.

Porter C, Cohen NH. Indirect calorimetry in critically ill patients: role of the clinical dietician in interpreting results. *Journal of the American Dietetic Association* 1996; 96(1): 49–57.

Rowland ML. Self-reported weight and height. *American Journal of Clinical Nutrition* 1990; 52: 1125–1133.

Soeters PB, Reijven PL, van Bokhorst-de van der Schueren MA, Schols JM, Halfens RJ, Meijers JM, e.a. A rational approach to nutritional assessment. *Clinical Nutrition* 2008; 27(5): 706–716.

Studley HO. Percentage of weight loss, a basic indicator of surgical risk in patients with chronic peptic ulcer. *JAMA* 1936; 8: 458–460.

Webb AR. Hand Grip Dynamometry as a Predictor of Postoperative Complications Reappraisal Using Age Standardised Grip Strengths. *Journal of Parenteral and Enteral Nutrition* 1989; 13(1): 30–33.

Websites

www.nutritionalassessment.azm.nl
www.stuurgroepondervoeding.nl

Hoofdstuk 2
De voedingsanamnese – Methoden voor voedselconsumptieonderzoek van bevolkingsgroepen en individuen

December 2015

J.H.M. de Vries en E.J. de Boer

Samenvatting
Voedingsanamnese is een verzamelnaam voor verschillende technieken om de voedselconsumptie van een persoon te schatten. Alle beschikbare technieken hebben voor- en nadelen. De keuze van een techniek hangt af van het doel, de doelgroep en de beschikbare middelen. Onderzoek naar de validiteit en reproduceerbaarheid van een techniek geeft inzicht in de kwaliteit. Om deze kwaliteit te verbeteren moet men de bronnen van fouten en variatie in de meting kennen. Belangrijke bronnen van variatie zijn de tussenpersoonsvariatie en de binnenpersoons- of dag-tot-dagvariatie in de voeding. Door het aantal personen en/of het aantal dagen per persoon te vergroten kan men de reproduceerbaarheid van een groepsgemiddelde verbeteren, maar niet de validiteit. Het verkrijgen van valide en reproduceerbare resultaten vereist een duidelijk onderzoeksprotocol en draaiboek voor het veldwerk.

De voedingsanamnese wordt in de gezondheidszorg voor andere doelen gebruikt dan in het wetenschappelijk onderzoek. De kwaliteitseisen zijn daarom anders, maar voor een evaluatieonderzoek van het diëtistisch handelen worden kwaliteitseisen gesteld, vergelijkbaar met die voor wetenschappelijk onderzoek.

2.1 Inleiding

Informatie over de voedselconsumptie kan verzameld worden met behulp van een voedingsanamnese. Dit is een verzamelnaam voor verschillende technieken om de voedselconsumptie van een persoon te schatten. De keuze van een bepaalde tech-

J.H.M. de Vries ✉
voedingskundige, Wageningen Universiteit, Humane Voeding

E.J. de Boer
voedingskundige en epidemioloog, Rijksinstituut voor Volksgezondheid en Milieu (RIVM), Bilthoven

© 2015 Bohn Stafleu van Loghum, onderdeel van Springer Media BV
M. Former et al. (Red.), *Informatorium voor Voeding en Diëtetiek,*
DOI 10.1007/978-90-368-1075-3_2

niek is afhankelijk van het doel van de meting de doelgroep en de middelen. Er bestaat niet één techniek die onder alle omstandigheden voldoende efficiënt en betrouwbaar is. De diverse technieken van voedingsonderzoek komen in dit hoofdstuk aan bod. Ook wordt ingegaan op variatie en soorten fouten en de bronnen daarvan die bij voedingsonderzoek een rol spelen, en op de validiteit van de diverse technieken. Het hoofdstuk geeft een aantal handvatten voor de opzet en uitvoering van voedselconsumptieonderzoek.

In par. 2.7 wordt de voedingsanamnese besproken, zoals die wordt toegepast in de praktijk van de gezondheidszorg. Er worden dan andere eisen gesteld aan de anamnese. Wanneer een diëtist of andere zorgverlener de effectiviteit van dieetadviezen wil evalueren, zijn de kwaliteitseisen aan de anamnese voor de praktijk vergelijkbaar met die voor het wetenschappelijk onderzoek.

2.2   Technieken van voedselconsumptieonderzoek

Voor het schatten van de individuele voedselconsumptie zijn verschillende technieken beschikbaar. Er wordt onderscheid gemaakt tussen retrospectieve en prospectieve technieken. Daarnaast wordt een paragraaf besteed aan innovatieve technieken waarin nieuwe ontwikkelingen op het gebied van voedselconsumptiemeting worden besproken.

- Retrospectieve technieken:
  - 24-uursvoedingsnavraag;
  - dietary history;
  - voedselfrequentiemethode.
- Prospectieve technieken:
  - opschrijfmethode;
  - duplicaatvoeding.
- Innovatieve technieken.

Retrospectieve technieken zijn gericht op de voedselconsumptie in het (recente) verleden, zoals gisteren, de afgelopen week, maand of het laatste jaar. Tot de retrospectieve technieken worden de 24-uursvoedingsnavraag, de (semikwantitatieve) voedselfrequentiemethode en de 'dietary history' gerekend.

De prospectieve technieken zijn gericht op de voeding op het moment van consumptie of kort daarna. Hierbij hoort de opschrijfmethode of het voedingsdagboek, evenals de techniek van de dubbele portie of duplicaatvoeding.

Tot slot kunnen biologische merkers worden toegepast voor het bepalen van de inneming van energie en nutriënten.

Bij de verschillende technieken zijn steeds drie basiselementen te onderscheiden:

1. het tijdsaspect (o.a. heden of verleden; jaarbasis of seizoensbasis; werkdagen of weekenddagen; specifieke maaltijden of dagpatroon);
2. de meting van de hoeveelheid voedingsmiddelen door bijvoorbeeld:
   - wegen van voedingsmiddelen;

– schatten met behulp van huishoudelijke maten die de respondent gebruikt;
– gebruikmaken van maten en gewichten van standaardporties en voedingsmiddelenmodellen;

3. de omzetting van de hoeveelheid voedingsmiddelen in nutriënten door gebruik te maken van onder andere:
– directe (chemische) analyse;
– voedingsmiddelentabellen.

De verschillende technieken worden hierna nader belicht. Voor uitgebreide informatie wordt ook verwezen naar verschillende publicaties (Cameron & Van Staveren, 1988; Nelson & Bingham, 1996; Biro e.a., 2002; Thompson & Subar, 2008; Van Staveren e.a., 2012; Willett, 2012).

2.2.1 Retrospectieve technieken

Bij de retrospectieve technieken wordt door middel van een al dan niet gestructureerde vragenlijst gevraagd naar de voedselconsumptie van gisteren of de gebruikelijke voeding in een bepaalde periode in het verleden (bijvoorbeeld afgelopen week, maand, seizoen of jaar). De gegevens winnen aan nauwkeurigheid indien het gesprek bij de te ondervragen personen thuis plaatsvindt. De meeste respondenten voelen zich dan beter op hun gemak. Bovendien kunnen de hoeveelheden voedingsmiddelen thuis beter geschat of gewogen worden met behulp van de huishoudelijke maten van de persoon zelf. Bij kinderen jonger dan 10 jaar dient altijd een verzorger aanwezig te zijn (par. 2.5.1). Voor communicatieve aspecten van het interview zie par. 2.7.4.

De volgende retrospectieve technieken worden nader toegelicht:

– de 24-uursvoedingsnavraag (de consumptie van gisteren);
– de 'dietary history' (het gebruikelijke patroon);
– de voedselfrequentiemethode.

De 24-uursvoedingsnavraag

Bij deze techniek, ook wel de 24-uurs-'recall' genoemd, wordt gevraagd wat en hoeveel men in de afgelopen 24 uur heeft gegeten en gedronken, in chronologische volgorde van het opstaan de vorige dag tot het opstaan de dag van het gesprek. Om de kans op het vergeten van producten zo klein mogelijk te maken koppelt de enquêteur eetmomenten vaak aan activiteiten op de navraagdag. De hoeveelheden worden geschat met huishoudelijke maten en/of foto's of modellen van de voedingsmiddelen. In het onderzoek kan deze techniek worden toegepast wanneer men geïnteresseerd is in de gemiddelde consumptie van een groep.

In het Nederlandse voedingspeilingsysteem (www.voedselconsumptiepeiling.nl) vormt de 24-uursvoedingsnavraag volgens de zogeheten 'multipass'-techniek de basis voor de gegevensverzameling bij personen van 1 tot 79 jaar (Ocké e.a., 2012). Deze keuze wordt onder andere door de European Food Safety Authority (EFSA) aanbevolen als geschikte methode voor de uitvoering van (inter)nationaal voedsel-consumptieonderzoek (EFSA, 2014). Zowel bij kinderen t/m 8 jaar als bij ouderen vanaf 70 jaar wordt de 24-uursvoedingsnavraag ondersteund door een dagboekje. Bij kinderen is het dagboekje vooral bedoeld om producten die buitenshuis – zonder bijzijn van de ouders – worden geconsumeerd vast te leggen. Bij ouderen is het dagboekje bedoeld ter ondersteuning van het geheugen.

In de 24-uursvoedingsnavraag vraagt de diëtist in een aantal stappen wat er geconsumeerd is. In de Nederlandse voedselconsumptiepeiling worden in stap 1 de algemene gegevens over de deelnemers en de nagevraagde dag vastgelegd (bijv. lengte, gewicht, omschrijving van type dag indien afwijkend, dieetgebruik). In stap 2 legt de diëtist-interviewer per consumptiemoment het tijdstip, de consumptieplaats en de geconsumeerde voedingsmiddelen op hoofdlijnen vast (de zogeheten Quick List). Vervolgens beschrijft en kwantificeert de respondent per consumptiemoment alle eerder genoemde voedingsmiddelen en dranken (stap 3). In stap 4 vindt een controle van de gegevens plaats op hoeveelheden (waarschuwing bij overschrijding van grenswaarden), ontbrekende informatie en een globale berekening van de inneming van energie en macrovoedingsstoffen. Ten slotte wordt een eventueel gebruik van vitamine- en mineraalpreparaten vastgelegd.

Deze stapsgewijze navraag leent zich prima voor automatisering en hierdoor wordt het mogelijk om met behulp van specifieke programmatuur een computer-gestuurde 24-uursvoedingsnavraag op een gestandaardiseerde wijze af te nemen. Er is voor de diëtist programmatuur beschikbaar om een 24-uurs-recall af te nemen zowel in aanwezigheid als telefonisch, en ook om de respondent zelf de voeding te laten rapporteren (ook par. 2.2.6).

Voordelen van de 24-uursvoedingsnavraag
- De 24-uursvoedingsnavraag is een relatief eenvoudige techniek waarbij de factoren geld, tijd en menskracht beperkt kunnen blijven.
- Er kunnen veel details van de voeding verzameld worden.
- De techniek is weinig bezwaarlijk voor de te onderzoeken personen.
- De techniek is toepasbaar in alle lagen van de bevolking.
- Het is mogelijk een goed beeld van de tijdstippen van consumptie en de plaats van gebruik te verkrijgen.
- De tijdperiode is afgebakend.
- Bij een eerste enquête zal het onderzoek nog niet beïnvloed worden door veranderingen vanwege bewustwording van eetgewoonten ten gevolge van het navragen.

Nadelen van de 24-uursvoedingsnavraag
- Er worden slechts gegevens van één dag verzameld, terwijl de variatie van dag tot dag groot kan zijn. Deze variatie is afhankelijk van leeftijd, geslacht en activiteiten (werk en vrije tijd); vooral bij kinderen kan het voedselgebruik sterk van dag tot dag wisselen.
- Vastleggen van consumptie van producten buitenshuis kan lastig zijn.
- Er wordt een beroep gedaan op het kortetermijngeheugen van de te onderzoeken persoon.
- De bereiding is soms moeilijk te achterhalen.
- Het schatten van portiegroottes kan lastig zijn.

Door herhaalde 24-uursvoedingsnavragen toe te passen kan rekening worden gehouden met de dag-tot-dagvariatie. Bij een volgende navraag kan beïnvloeding van
het eetgedrag wel gemakkelijker een rol gaan spelen. Om in bevolkingsgroepen een
verdeling van de gebruikelijke inneming te kunnen schatten zijn (minstens) twee,
onafhankelijke herhaalde metingen nodig (zie kader).

Waargenomen versus gebruikelijke inneming
Voor het evalueren van de consumptie van voedingsstoffen in een bevol-
kingsgroep is niet de gemiddelde inneming over één of twee dagen van
belang (waargenomen inneming), maar de inneming over een langere periode
(gebruikelijke inneming). De variatie in de waargenomen inneming is groter dan in de gebruikelijke inneming. Dit komt doordat niet alleen de variatie tussen personen ('tussenpersoonsvariatie') een rol speelt, maar ook de
variatie van dag tot dag ('binnenpersoonsvariatie'). Voor de gebruikelijke of
langetermijninneming is er uitsluitend sprake van tussenpersoonsvariatie. Bij
monitoringstudies is het niet haalbaar om de gebruikelijke inneming direct te
meten. Er zijn echter statistische technieken beschikbaar om uit de inneming
van twee of meer onafhankelijke dagen de gebruikelijke inneming af te leiden
(Souverein e.a., 2011; Dekkers e.a., 2014). Informatie over de gebruikelijke
inneming is van belang voor het schatten van het percentage van de populatie
dat voldoet aan voedingsaanbevelingen.

Dietary history

De techniek van de 'dietary history' gaat uit van de veronderstelling dat iedereen
een zekere regelmaat in zijn eetpatroon heeft. Met de respondent worden de verschillende maaltijden in de loop van de dag doorgenomen. Hierbij verdient het aanbeveling het weekend afzonderlijk te beschouwen, aangezien de maaltijden dan
sterk kunnen afwijken van die op werkdagen.
   De dietary history wordt met en zonder 'check' en 'cross-check' toegepast. Zonder cross-check wordt de techniek dikwijls in praktijksituaties gebruikt om op basis
van de informatie een voedingsvoorschrift uit te werken. Er wordt dan een globale
indruk van het voedselpatroon op individueel niveau verkregen (par. 2.7.2). Deze
gegevens zijn slechts beperkt bruikbaar voor wetenschappelijk onderzoek naar de
inneming van voedingsstoffen. In dat geval wordt de uitgebreidere techniek, ook
wel 'dietary history met cross-check' ofwel 'kruisvraagmethode' toegepast. Die
verloopt als volgt.

– In een gesprek gaan de diëtist en de respondent het gebruikelijke eetpatroon van
  een 'doorsnee' dag na. Daarna wordt gevraagd in welke mate dit patroon varieert, bijvoorbeeld in het weekend. De referentietijd (afgelopen maand, seizoen,
  jaar) wordt van tevoren vastgesteld.

- Aan de hand van een lijst met voedingsmiddelen wordt nagegaan hoeveel de proefpersoon van de verschillende voedingsmiddelen gebruikt per tijdseenheid: de check.
- Ten slotte wordt als cross-check de gezinsinkoop nagegaan of de deelnemers wordt gevraagd om één of twee dagen de voedselconsumptie op te schrijven.

De check en de cross-check hebben als doel de gegevens van het algemene eetpatroon te verifiëren met behulp van gegevens over het gebruik van specifieke voedingsmiddelen of ingekochte voedingsmiddelen per tijdseenheid om zo informatie over soorten en hoeveelheden te verkrijgen. Het is ook mogelijk dat de te onderzoeken personen voor het interview al opschrijven wat zij op één dag hebben gegeten, waardoor zij zich van hun voedselkeuze bewust zijn vóór de navraag in de voedingsenquête.

Er bestaan aanwijzingen dat een voor de eerste keer afgenomen voedingsenquête dikwijls weinig betrouwbaar is bij iemand voor wie de voedselkeuze een automatisme is geworden. Gedurende de enquête weten deze mensen zich te weinig te herinneren over hun voeding. Als nadeel voor het laten noteren van de voeding vóór het interview kan echter gelden dat de te ondervragen personen zich ook van hun verkeerde gewoonten bewust worden en die niet aan de ondervrager vertellen (sociale wenselijkheid).

Voordelen van de dietary history (met cross-check)
- De techniek geeft op individueel niveau een beeld van het gemiddelde voedselgebruik gedurende een langere periode.
- In vergelijking met de 24-uursvoedingsnavraag is de reproduceerbaarheid van de 'dietary history' groter.
- De kruisvraagmethode is getoetst op validiteit en beschreven als een wetenschappelijk instrument waarmee het mogelijk is de verkregen gegevens te correleren met de voedingstoestand.
- De kruisvraagmethode wordt bij voorkeur in een 'case-control'-onderzoek gebruikt wanneer men geïnteresseerd is in het volledige voedselpatroon.

Nadelen van de dietary history (met cross-check)
- De techniek is intensief voor zowel de ondervrager als de ondervraagde persoon.
- De hoeveelheid en nauwkeurigheid van de verkregen gegevens zijn afhankelijk van zowel de capaciteiten van de ondervrager als de capaciteiten (geheugen) van de respondenten.
- De techniek vereist goed getrainde interviewers met kennis van voedsel, voeding en receptuur.
- De informatie betreft de gemiddelde voedselconsumptie, gegevens over 'bijzonderheden' of 'extraatjes' worden met behulp van deze techniek niet altijd in kaart gebracht omdat veel mensen daarvoor elke keer andere voedingsmiddelen gebruiken.
- Indien er sprake is van een lange referentieperiode (bijv. een halfjaar of een jaar), kan de beantwoording door de huidige consumptie worden beïnvloed.
- De uitwerking van de gegevens is tijdrovend en moeilijk.

Voedselfrequentiemethode

Een voedselfrequentievragenlijst (FFQ) is ontwikkeld om op een eenvoudige, weinig tijdrovende wijze een indruk te krijgen van de kwaliteit van de voeding. De te onderzoeken individuen kunnen op een betrekkelijk eenvoudige wijze worden ingedeeld in groepen met een hoge en een lage consumptie van (bepaalde) voedingsmiddelen of voedingsstoffen.

Deze techniek bestaat uit het navragen (schriftelijk of mondeling) van de frequentie van gebruik van voedingsmiddelen die voor het desbetreffende onderzoek het meest essentieel zijn. Hierbij kunnen hoeveelheden globaal worden nagegaan door schatting in huishoudelijke maten. Er is dan sprake van een semikwantitatieve FFQ. De consumptie van voedingsmiddelen wordt berekend door de frequenties van gebruik te vermenigvuldigen met standaardportiegroottes (Feunekes e.a., 1993; Brants e.a., 2006). Doordat de gegevens van een voedselfrequentievragenlijst minder gedetailleerd zijn, zijn ze niet geschikt om uitspraken te doen over het percentage van de populatie dat voldoet aan voedingsaanbevelingen (Freedman e.a., 2004).

De voedselfrequentiemethode kan ook worden gebruikt om voedingsmiddelen die een belangrijke bron voor nutriënten zijn, maar die door minder dan 50 procent van de populatie geconsumeerd worden, in kaart te brengen. Deze informatie wordt onder andere gebruikt als aanvulling bij het schatten van een gebruikelijke voeding uit de gegevens van minstens twee 24-uursvoedingsnavragen of opschrijfdagen. In dat geval is het meestal voldoende om te weten of de desbetreffende producten ooit of nooit zijn gebruikt binnen een vastgestelde referentieperiode. Een voorbeeld van een dergelijke voedselfrequentielijst wordt beschreven in een artikel van Subar en medewerkers (2006). In 2004 hebben Cade en anderen een mooi overzichtsartikel geschreven over de ontwikkeling, toepassingen en validatie met FFQ's.

In Nederland is door onderzoekers de zogeheten Dutch FFQ-tool ontwikkeld. Hiermee kunnen op gestandaardiseerde en transparante wijze FFQ's worden ontwikkeld, aangepast aan het doel van het onderzoek en de voedingsgewoonten van de doelgroep (Molag, 2010).

Voor specifieke doeleinden, zoals de meting van groenten en fruit of van verzadigd vet, worden wel kortere FFQ's gebruikt, zogeheten voedingsscreeners. Screeners zijn minder belastend voor de respondent en goedkoper voor de onderzoeker dan intensievere voedselconsumptiemethoden. Screeners blijken geschikt om individuen naar hun inneming te classificeren, maar niet om precieze individuele inneming vast te stellen. Om het totale voedingspatroon te evalueren kunnen zogenaamde voedingsscores worden gebruikt die de inneming vergelijken met vooraf vastgestelde normen, gebaseerd op voedingskundige kennis en het voedingspatroon (Waijers & Ocké, 2005). Vaak worden voedingsrichtlijnen als norm gebruikt.

In Nederland is een dergelijke index ontwikkeld op basis van de Richtlijnen Goede Voeding van 2006 (Van Lee, 2014). Deze index, de Dutch Healthy Diet-index (DHD-index), bestaat uit tien componenten: lichamelijke activiteit, groenten, fruit, voedingsvezel, vis, verzadigd vet, transvetzuren, aantal maaltijdmomenten met producten die gemakkelijk vergistbare koolhydraten en voedingszuren bevatten, zout en alcohol. Per component variëren de scores van 0 (geen overeenkomst) tot en met

4. hoe vaak at uw kind de afgelopen 4 weken brood, beschuit, enz.,
boter/margarine/halvarine, verschillende soorten beleg op brood, beschuit
enz., granen en pap? en hoeveel at uw kind er dan gemiddeld van op een dag?

hoe vaak at uw kind de afgelopen 4 weken:	niet gebruikt	minder dan 1 dg per week	1 dg per week	2–3 dg per week	4–5 dg per week	6–7 dg per week	*hoeveel* at uw kind dan op zo'n dag?
01 brood	☐	☐	☐	☐	☐	☐	....sneetje(s)
02 beschuit, crackers, knäckebröd	☐	☐	☐	☐	☐	☐	....stuks
etc.							

5. welke soort(en) brood at uw kind de afgelopen 4 weken meestal?
    (meerdere antwoorden mogelijk)

   ☐ gebruikte mijn kind niet
1 ☐ witbrood
2 ☐ (licht) bruinbrood
3 ☐ volkorenbrood
4 ☐ roggebrood

Figuur 2.1 Een fragment uit een voedselfrequentievragenlijst voor kinderen (lijst wordt door de ouder/verzorger ingevuld).

10 punten (volledige overeenkomst). The DHD-index is negatief geassocieerd met de energie-inneming en positief met de meeste micronutriënten. Ook bleek de index negatief geassocieerd met het sterfterisico. Op basis van deze index werd een korte 34-item FFQ ontwikkeld die in 5-10 minuten kan worden ingevuld en met de DHD-index gescoord kan worden. De DHD-index gescoord met deze DHD-FFQ gaf een acceptabele correlatie (r=0,56) met de index gebaseerd op een 180-item FFQ.

Voordelen van de voedselfrequentiemethode
– De FFQ kan op snelle wijze grove tekortkomingen in een voeding achterhalen en is daarmee een effectieve methode om in te zetten in grote populaties.
– De techniek is relatief goedkoop.
– Er kan een betere schatting worden gemaakt van de gebruikelijke inneming van voedingsmiddelen of voedingsstoffen die minder frequent in een populatie worden geconsumeerd, zoals vis of vitamine.
– De techniek is weinig belastend voor de te onderzoeken personen (figuur 2.1).
– Er vindt geen beïnvloeding plaats van het eetgedrag.

Nadelen van de voedselfrequentiemethode
– Er wordt geen navraag gedaan naar alle voedingsmiddelen, zodat bij de beoordeling de kans bestaat op miskwalificatie.
– Het geheugen van de respondent kan een beperkende factor zijn.

- De voedingsmiddelen worden vaak op een geaggregeerd niveau nagevraagd, dat wil zeggen dat er gevraagd wordt naar groepen voedingsmiddelen, bijvoorbeeld de consumptie van fruit, waarbij een gewogen gemiddelde voedingsstoffensamenstelling van diverse soorten wordt meegenomen.
- Een voedselfrequentielijst is niet geschikt voor het bepalen van het percentage van de populatie met een inadequate inneming.
- Bij een lange referentieperiode (bijv. een halfjaar of een jaar) kan de beantwoording door de huidige consumptie worden beïnvloed.
- Een geschikte voedselfrequentielijst, gericht op het doel van het onderzoek, is niet altijd voorhanden; ontwikkeling en validatie van een nieuwe voedselfrequentielijst vraagt specifieke expertise.

2.2.2 Prospectieve technieken

Opschrijfmethoden

Bij een opschrijfmethode noteren de respondenten de geconsumeerde voedingsmiddelen gedurende één of meer dagen op daarvoor bestemde formulieren (veelal een voedingsdagboekje; figuur 2.2). Bij deze techniek wordt onderscheid gemaakt tussen een gewogen opschrijfmethode (deelnemers aan het onderzoek meten en wegen alle voedsel en dranken gedurende de dagen van het onderzoek) en een techniek waarbij de geconsumeerde hoeveelheden worden geschat. In het laatste geval legt de respondent de hoeveelheden vast in huishoudelijke maten en bij de verwerking van de gegevens worden deze hoeveelheden omgezet in gewichten. Voor het toepassen van de opschrijfmethode dienen kinderen ouder dan 10 jaar te zijn. Voor jongere kinderen is de hulp van een verzorger noodzakelijk (ook par. 2.3.1).

Deze techniek kan met en zonder controle worden uitgeoefend. Zeker indien de gegevens genoteerd zijn in huishoudelijke maten, is het wenselijk om aan het einde van de onderzoeksperiode na te gaan of de hoeveelheden juist geschat zijn of om de inhoud van veelgebruikte hulpmiddelen na te wegen (borden, koppen, lepels enz.). Ook controle van de volledigheid van de gegevens en informatie over gebruikte receptuur is van belang. Deze techniek is onder andere gebruikt bij de Voedselconsumptiepeilingen uitgevoerd voor 2000 en in 2005-2006 (VCP kinderen; De Boer e.a., 2005).

De periode waarover de meeste mensen bereid zijn de voeding volgens instructies te noteren, wordt gesteld op maximaal één week. Dit heeft te maken met een mogelijke afname van de nauwkeurigheid van de genoteerde gegevens (Biro e.a., 2002). Uit onderzoek blijkt dat voor het verkrijgen van individuele informatie over gebruikelijke inneming het benodigde aantal dagen per voedingsstof sterk kan verschillen. Indien de onderzoeker voornamelijk geïnteresseerd is in de gemiddelde voedingsstoffeninneming van een bepaalde populatie, dan is bij een omvangrijke populatie drie à vier dagen voor de meeste nutriënten voldoende. Een probleem bij een dergelijk onderzoek is de keuze tussen enerzijds meten bij veel personen met weinig dagen per persoon en anderzijds meten bij weinig personen met veel dagen per persoon. De keuze is onder andere afhankelijk van het doel van het onderzoek,

ontbijt voedingsmiddel en omschrijving	dag 1 hoeveelheid (bv. beker, glas, stuk...)
in de loop van de ochtend voedingsmiddel en omschrijving	**dag 1** **hoeveelheid** **(bv. beker, glas, stuk...)**

Figuur 2.2 Voorbeeld van een pagina uit een dagboekje voor het bijhouden van de voedselconsumptie.

de gewenste nauwkeurigheid en de verhouding tussen binnen- en tussenpersoonsvariatie. De binnenpersoons- of de dag-tot-dagvariatie in een persoon is bijvoorbeeld voor vitamine C en cholesterol hoog, maar lager voor voedingsstoffen die meer verspreid in voedingsmiddelen voorkomen. In par. 2.3.1 wordt verder ingegaan op het probleem van het gewenste aantal dagen per persoon en per steekproefgrootte.

Voordelen van schriftelijke technieken

- De opschrijfmethode geeft een vrij nauwkeurig beeld van de gegeten en gedronken producten en hoeveelheden op de desbetreffende dagen, inclusief de wijze van bereiding van de voeding.
- Het is mogelijk een goed beeld van de tijdstippen van consumptie en de plaats van gebruik te verkrijgen.
- De tijdperiode is afgebakend.
- Er hoeft geen beroep gedaan te worden op het geheugen van de proefpersonen.

Nadelen van schriftelijke technieken

- De voeding kan zich tijdens het onderzoek wijzigen, aangezien mensen zich al schrijvend bewust worden van wat zij eten en doordat het opschrijven een remmend effect kan hebben; dit kan leiden tot minder of anders gaan eten of onderrapportage.
- Er is sprake van een momentopname.
- Het onderzoek vergt veel tijd en enig inzicht van de proefpersoon, zodat niet iedereen in staat of bereid is aan het onderzoek mee te werken.

Bij een gewogen opschrijfmethode is het belangrijkste voordeel de nauwkeurige informatie over de portiegrootte, terwijl de nadelen vooral zijn: de grote belasting voor de proefpersoon, de kans op het bewust of onbewust veranderen van het voedingspatroon als gevolg van het vele werk en het feit dat men over bepaalde vaardigheden moet beschikken om het wegen en noteren uit te voeren. Hierdoor zal de steekproef vaak niet 'at random' zijn. Een gewogen opschrijfmethode is geschikt voor experimenteel onderzoek, waarbij de omstandigheden zo veel mogelijk gecontroleerd dienen te zijn (De Vries e.a., 1994).

Een opschrijfmethode met geschatte hoeveelheden is minder arbeidsintensief, zodat respondenten eerder bereid zullen zijn om mee te werken; de informatie is echter minder nauwkeurig dan bij een gewogen methode. Bij een geschatte methode zonder controle vraagt de verzameling van de gegevens praktisch geen tijd en personeel. De techniek is dan echter zeer afhankelijk van de bereidheid en vooral de nauwkeurigheid waarmee de proefpersonen werken. Het is niet na te gaan of de formulieren volledig zijn ingevuld. Daarom is het van belang dat aan het ontwerp van de formulieren de uiterste zorg wordt besteed.

Bij een niet-gewogen opschrijfmethode is het verder cruciaal om over voldoende informatie te beschikken van verschillende (standaard)maten en hoeveelheden, en voor producten waarbij dit niet mogelijk is afspraken te maken zodat er sprake is van een gestandaardiseerde werkwijze bij de omzetting naar grammen en milliliters (par. 2.2.3).

Duplicaatvoedingen

In sommige omstandigheden, zoals bij balansstudies, is het noodzakelijk om een zeer nauwkeurig beeld van de samenstelling van de voeding te krijgen. In dat geval wordt een zo exact mogelijk duplicaat van alles wat de te onderzoeken persoon eet en drinkt in een aaneengesloten periode (meestal 24 uur) verzameld. Vervolgens wordt dit verzamelmonster gehomogeniseerd en chemisch geanalyseerd op de gewenste voedingsstoffen (bijv. één of meer mineralen of sporenelementen). Deze techniek wordt wel toegepast op een metabole afdeling, waar het onderzoek onder streng gecontroleerde omstandigheden kan worden uitgevoerd.

Duplicaatvoedingsonderzoek heeft ook een meerwaarde als de interesse uitgaat naar de inneming van stoffen waarvan de gehalten in voedingsmiddelen onbekend (of heel variabel) zijn. Dit geldt bijvoorbeeld voor mycotoxinen en sommige sporenelementen. Dit type duplicaatvoedingsonderzoek vindt juist in niet-gecontroleerde 'vrij-levende' omstandigheden plaats om een zo representatief mogelijk beeld van de inneming te krijgen.

Voordelen van duplicaatvoedingen
- De techniek geeft een zeer nauwkeurige afspiegeling van de gegeten voeding, mits het bemonsteren goed is gebeurd.
- De methodiek is niet afhankelijk van onnauwkeurigheden in voedingsmiddelentabellen.

Nadelen van duplicaatvoedingen
- De techniek is zeer kostbaar.
- De techniek leent zich niet voor grootschalig onderzoek.
- Het is een momentopname, soms onder zeer specifieke omstandigheden.
- Bij niet-gecontroleerde omstandigheden treedt vaak onderverzameling en dus onderschatting op.

2.2.3   Bepaling portiegroottes

Om portiegroottes vast te stellen kan gebruik worden gemaakt van foto's en modellen, het wegen van voedsel, het schatten aan de hand van huishoudelijke maten en het gebruik van standaardporties.

Er zijn twee- en driedimensionale modellen ontwikkeld. Tweedimensionale modellen zijn bijvoorbeeld foto's of gestileerde tekeningen. Gestileerde tekeningen worden in Nederland weinig gebruikt, maar foto's wel, onder andere in de voedselconsumptiepeilingen uitgevoerd na 2000 (VCP-2003, VCP jonge kinderen 2005-2006, VCP 2007-2010 en VCP ouderen 2010-2012). Gegeten hoeveelheden van een aantal voedingsmiddelen zijn ook tamelijk nauwkeurig te schatten met behulp van standaardeenheden, bijvoorbeeld een sneetje brood, een ei, een suikerklontje, een zakje frites. Donders-Engelen en medewerkers (2003) hebben de gewichten en (huishoudelijke) maten van de in Nederland verkrijgbare voedingsmiddelen vastgelegd. Om de uiteindelijke inneming van voedingsstoffen te kunnen berekenen zijn alle producten voorzien van een codenummer dat verwijst naar het Nederlandse voedingsstoffenbestand (NEVO) (zie ook IVD Voedingsleer 'Voedingsmiddelentabellen en de NEVO-tabel' door S. Westenbrink e.a.).

Interviewers kunnen een portiegrootte soms zeer verschillend schatten. Daarom is het belangrijk om de interviewers vooraf te trainen. Modellen vereenvoudigen het standaardiseren van de techniek. Bovendien waarderen deelnemers aan onderzoek vragenlijsten met foto's of andere modellen vaak beter dan vragenlijsten zonder illustraties. Daarnaast zijn er voorbeelden van veelbelovende ontwikkelingen waarbij met hulpmiddelen automatisch foto's van de geconsumeerde voeding genomen worden of de gefotografeerde geconsumeerde hoeveelheden worden herkend. Deze technologieën moeten eerst uitvoerig getest worden alvorens ze gebruikt gaan worden.

2.2.4   Bepaling voedingswaarde

De gegevens die zijn verkregen bij voedingsenquêtes, zijn niet direct bruikbaar om de voedingswaarde van het voedselpakket te bepalen. Hiertoe dienen de voedingsmiddelen nog geanalyseerd te worden op voedingsstoffen door middel van:

- chemische analyse;
- berekening met behulp van een voedingsmiddelentabel of voedingsstoffendatabestand.

Bij chemische analyse wordt een monster van het voedsel dat men eet of een dubbele portie (duplicaatvoeding) chemisch geanalyseerd. Deze techniek is zeer nauwkeurig, maar tevens zeer kostbaar en tijdrovend, waardoor toepassing beperkt wordt tot onder andere experimenteel metabool onderzoek.

Vaak wordt berekening met behulp van een voedingsmiddelentabel of voedingsstoffendatabestand toegepast in plaats van chemische analyse en dit is ook de enige mogelijkheid wanneer er geen 'aliquot sample' van de voeding verkregen kan worden. In Nederland wordt voor het omzetten van voedingsmiddelen in voedingsstoffen de NEVO-tabel gebruikt (zie IVD Voedingsleer 'Voedingsmiddelentabellen en de NEVO-tabel' door S. Westenbrink e.a.).

Meer informatie over de NEVO is te vinden via de website van de NEVO (www.rivm.nl/nevo).

2.2.5   Biologische merkers en andere externe indicatoren

Vanwege de nadelen die kleven aan de technieken van voedselconsumptieonderzoek zijn onderzoekers naarstig gaan zoeken naar bruikbare biologische merkers van de gebruikelijke nutriënten of andere biologisch actieve stoffen in de voeding (Jenab, Slimani, Bictash e.a., 2009). Zij hebben bloed, urine, vetweefsel, feces, nagels en haar geanalyseerd op bruikbare biologische merkers. Tot nu toe blijken biologische merkers zelden het voedselconsumptieonderzoek te kunnen vervangen. De belangrijkste reden is wel dat er vele determinanten zijn van de concentratie van nutriënten en non-nutriënten in biologisch materiaal. Doorgaans is alleen bij ondervoeding een duidelijke relatie tussen inneming en concentratie in biologische weefsels te detecteren.

Tabel 2.1 Informatie en kenmerken voedselconsumptietechnieken versus biologische merker

Informatie/kenmerk	Voedselconsumptie	Biologische merker
over voedselpatronen	ja	nee
over voedingscomponenten	ja	beperkt aantal
kwaliteitscontrole	moeilijk	gemakkelijker
objectiviteit	subjectief	objectief
kosten (relatief)	duur	goedkoop

Biologische merkers worden meestal gebruikt voor het bepalen van de validiteit van een techniek. Er zijn echter een paar uitzonderingen. Bijvoorbeeld wanneer men geïnteresseerd is in de inneming van natrium of kalium, geeft 24-uurs-urine verzameld over een aantal dagen betere informatie dan een navraag naar de voedselconsumptie. Dat komt door de grote variatie van natrium en kalium in voedingsmiddelen, waardoor voedingsmiddelentabellen geen betrouwbare bron zijn en door de toevoeging van natrium aan tafel waardoor de inneming moeilijk te kwantificeren is (zie ook par. 2.3.5).

Voor een goede vergelijking van internationale monitoringsonderzoeken in Europa is aanbevolen om behalve voor natrium ook biologische merkers voor de inneming van foliumzuur, vitamine D, ijzer en jodium te gebruiken (Brussaard e.a., 2002). Bij de keuze tussen 'biomerkers' en het registreren van de voedselconsumptie moet men er rekening mee houden dat beide technieken voor- en nadelen hebben (tabel 2.1).

2.2.6   Innovatieve methoden voor voedselconsumptieonderzoek

De meeste besproken voedselconsumptiemethoden zijn belastend, tijdrovend en duur. Er is daarom behoefte aan innovatieve en efficiëntere technieken. Illner en collega's (2012) identificeerden zes belangrijke groepen van innovatieve voedselconsumptietechnieken voor epidemiologisch onderzoek:

- mobiele telefoons;
- interactieve computerprogramma's;
- webbased applicaties;
- camera's en taperecorders;
- scan- en sensorgebaseerde technieken.

Zo is er voor de diëtist programmatuur beschikbaar om een 24-uurs-recall af te nemen en ook om de respondent zelf de voeding via een webbased 24-uurs-recall te laten rapporteren. In vergelijking met de conventionele technieken verbeteren PDA's en mobiele telefoons in theorie de rapportage, omdat ze de mogelijkheid bieden om op het actuele eetmoment te rapporteren. Toch bleek de validiteit van deze apparatuur om de individuele consumptie te meten slechts matig. Ook de validiteit van webbased 24-uurs-recalls is veelbelovend, maar staat nog ter discussie. Deze methoden zijn nog steeds afhankelijk van de onderliggende informatie, zoals de betrouwbaarheid van voedingsmiddelentabellen en portiegroottes, en deze zijn mogelijk crucialer dan de genoemde voordelen die deze methoden bieden. Wat betreft FFQ's lijken de inmiddels al veel toegepaste webbased FFQ's het wel zeker zo goed te doen als de papieren versies. Een groot voordeel is dat de repondent geen vragen kan overslaan.

In het algemeen zijn innovatieve technieken goedkoper en beter geaccepteerd door de respondent, maar meetfouten komen nog overeen met die van de conventionele technieken waarop ze gebaseerd zijn.

2.3 Variatie en fouten

Een perfecte techniek voor voedselconsumptieonderzoek die geschikt is voor alle doeleinden is helaas niet voorhanden. Elke techniek heeft beperkingen en kan misclassificatie opleveren. Om rekening te kunnen houden met deze onvolkomenheden is het voor de keuze en toepassing van de techniek en de interpretatie van de gegevens belangrijk om de techniek goed te kennen.

2.3.1 Bronnen van variatie

De voedselinneming varieert van dag tot dag en ook van persoon tot persoon. Op weekenddagen wordt er vaak anders gegeten dan op doordeweekse dagen en ook tussen seizoenen zijn er verschillen (Willett, 2012). De variatie ontstaat doordat ieder individu van dag tot dag andere typen voedingsmiddelen en hoeveelheden consumeert (binnenpersoonsvariatie) en personen van elkaar verschillen in voedselinneming (tussenpersoonsvariatie). Als men geïnteresseerd is in de gebruikelijke voeding van een persoon of van een groep, moet met deze variatie rekening worden gehouden. Dit kan door de voedselinneming vast te stellen over meerdere dagen met de 24-uursvoedingsnavraag of met de opschrijfmethode. Bij gebruik van de voedselfrequentielijst of dietary history beschrijven de respondenten zelf het onderliggende voedingspatroon over de gewenste periode. Dit kan erg lastig zijn als het voedingspatroon onregelmatig is.

Om te weten hoeveel dagen de voeding nagevraagd of genoteerd moet worden of om vast te stellen welke referentieperiode moet worden gekozen, is informatie nodig over hoe groot de variatie van dag tot dag is bij het individu of de doelpopulatie. De dag-tot-dagvariatie hangt af van de voedingsgewoonten van de doelgroep en van het nutriënt waarin men is geïnteresseerd. Sommige populaties hebben een regelmatiger voedingspatroon dan andere. Energie en macronutriënten hebben meestal een kleinere dag-tot-dagvariatie dan micronutriënten zoals vitamine C, waarvan de inneming afhankelijk is van een klein aantal producten. Voor het vaststellen van dit soort micronutriënten zal de inneming dus over een langere periode vastgesteld moeten worden (tabel 2.2).

In het European Food Consumption Survey Methods (EFCOSUM-)project werden aanbevelingen gedaan voor het verzamelen van betrouwbare en vergelijkbare voed-

Tabel 2.2 Het aantal dagen dat nodig is om de inneming van mannen en vrouwen binnen 30 procent van de werkelijke inneming te kunnen schatten.

Nutriënt	Aantal dagen voor mannen	Aantal dagen voor vrouwen
energie	3	5
eiwit	7	5
vet	8	11
koolhydra-ten	4	5
ijzer	6	7
calcium	9	8
foliumzuur	8	11
vitamine C	19	18

Bron: Palaniappan e.a., 2003

selconsumptie gegevens binnen Europa (Brussaard e.a., 2002). Als de meest geschikte methode voor het verzamelen van internationaal vergelijkbare voedselconsumptiegegevens werd de 24-uursvoedingsnavraagmethode aanbevolen. Met gegevens van ten minste twee 24-uursvoedingsnavragen kan met behulp van statistische modelleringtechnieken de gebruikelijke inneming worden bepaald. In het project European Food Consumption Validation (EFCOVAL) is de computergeassisteerde 24-uursnavraagmethode EPIC-Soft® (nu GloboDiet genoemd) bij volwassenen afkomstig uit Nederland, België, Frankrijk, Noorwegen en Tsjechië gevalideerd (De Boer e.a., 2011).

2.3.2 Soorten fouten

Bij het meten van de voedselconsumptie moet onderscheid worden gemaakt tussen toevallige fouten en systematische fouten. Toevallige fouten in de schatting van de consumptie van een individu treden op als de techniek geen rekening houdt met de dag-tot-dagvariatie van een persoon, terwijl men geïnteresseerd is in de gebruikelijke inneming. Ook treden deze fouten op als soorten voedingsmiddelen of de portiegrootte verkeerd geschat worden op een niet-systematische wijze. Het resultaat is dat een persoon de inneming van nutriënten de ene dag wat hoger en de andere dag wat lager inschat dan zijn werkelijke inneming. Bij het schatten van de inneming in populaties treden toevallige fouten op als de inneming van de ene persoon wat te hoog en van een ander wat te laag wordt geschat. Door voldoende meetdagen te nemen of het aantal te meten personen te vergroten leiden deze toevallige over- of onderschattingen van dagen of personen tot een goede schatting van de gebruikelijke voeding van respectievelijk een persoon of populatie.

Systematische fouten daarentegen leiden tot een onder- of overschatting van de inneming van een persoon of een groep. Dit kan bijvoorbeeld optreden als een belangrijk voedingsmiddel niet in een vragenlijst is opgenomen of als personen hun portiegroottes structureel te laag schatten. Als alle personen hun inneming onderschatten, wordt ook de gemiddelde inneming van een populatie onderschat. Het meten over meerdere dagen of meerdere personen zal bij systematische fouten dus wel leiden tot een preciezere schatting, maar niet tot een betere schatting van de werkelijke inneming.

2.3.3 Bronnen van fouten

De belangrijkste bronnen van fouten voor de voedselconsumptietechnieken staan opgesomd in tabel 2.3. Men dient zich te realiseren dat er niet één beste techniek beschikbaar is voor alle doeleinden. Een nadere toelichting bij enkele bronnen van fouten volgt in de volgende paragrafen.

Fouten in de beschrijving van voedingsmiddelen

Respondenten vinden het vaak lastig om nauwkeurig aan te geven welke voedingsmiddelen ze hebben gebruikt. Dit kan leiden tot fouten in de schatting van energie en nutriënten. Zo kan een verkeerde keuze van het type margarine of halvarine serieuze consequenties hebben voor het schatten van de vetzuursamenstelling van de voeding. Vooral de toename in consumptie van verrijkte voedingsmiddelen en supplementen maakt een goede inschatting van de inneming een stuk lastiger (par. 2.5.2). Deze producten kunnen een aanzienlijke bijdrage leveren aan bijvoorbeeld de inneming van micronutriënten. De snelle veranderingen in het productaanbod leiden er ook toe dat bijvoorbeeld voedselfrequentielijsten sneller moeten worden vernieuwd.

Tabel 2.3 Bronnen van fouten en variatie van technieken die de voedselconsumptie schatten.

	Gewogen opschrijfmethode	24-uursvoedings-navraag	Dietary history	FFQ
'vergeten' voedingsmiddelen	+	+	+	−
te veel gerapporteerde voedingsmiddelen	+	+	+	−
schatting portiegrootte	−	+	+	+
schatting gebruiksfrequentie	n.v.t.	n.v.t.	+	+
dag-tot-dagvariatie	+	+	−	−
coderen	+	+	+	−
voedingsmiddelentabellen	+	+	+	+

+betekent dat de fout zeer waarschijnlijk is; − betekent dat de fout niet (vaak) voorkomt Bron: Cameron & Van Staveren, 1988

Fouten in de schatting van portiegroottes

Mensen hebben moeite met het bepalen van portiegroottes, ook wanneer zij daarbij geholpen worden met modellen. In de meeste onderzoeken neigen 'kleine eters' gemakkelijker tot het overschatten van hun porties en 'grote eters' tot onderschatten. Volgens sommige onderzoeken kunnen vrouwen portiegroottes nauwkeuriger schatten dan mannen. In andere onderzoeken worden geen verschillen naar geslacht gevonden. Het gebruik van foto's en modellen laat goede resultaten zien op groepsniveau, maar niet op individueel niveau (Biro e.a., 2002).

Het voedsel wegen lijkt het meest nauwkeurig, maar dit is veel werk. Bij een onderzoek naar de gebruikelijke voeding, als over meerdere dagen wordt gemeten, is wegen minder geschikt omdat men tijdens de onderzoeksdagen dan eenvoudiger gerechten kiest en dikwijls minder gaat eten (Beaton, 1994). In geïndustrialiseerde landen wordt steeds meer gebruikgemaakt van standaardportiegroottes. Het nadeel daarvan is dat er vaak geen rekening wordt gehouden met de porties die door bepaalde doelgroepen worden gebruikt. Zo zullen kinderen in de regel kleinere porties gebruiken dan volwassenen en vrouwen kleinere dan mannen. Ook kunnen portiegroottes in de loop van de tijd veranderen. Uit een Amerikaans onderzoek bleek dat de werkelijke porties een factor 2 tot 8 groter waren dan de standaardporties (Young & Nestle, 2003). Het schatten van portiegroottes kan worden verbeterd door trainen of wegen.

2.3.4 Referentieperiode

Voor het vaststellen van de gebruikelijke inneming is het voor alle technieken belangrijk een goede referentieperiode te kiezen. Factoren die een rol spelen bij de keuze van de referentieperiode zijn het doel van het onderzoek en de doelgroep. Een nutriënt met een grote dag-tot-dagvariatie moet over een langere periode worden nagevraagd dan een met een kleine. Als het gaat om het gebruik van groenten en fruit, spelen ook seizoensinvloeden een rol. Wat de doelgroep betreft moet rekening worden gehouden met de mate van variatie in voedingspatroon en het geheugen van de respondenten.

2.3.5 Berekenen van de voedingswaarde

Bij het omzetten van gegeten hoeveelheden in voedingswaarde kunnen eveneens toevallige of systematische fouten optreden. Tabel 2.4 geeft de gemiddelde waarden voor 28 dagvoedingen weer, zoals berekend met de NEVO-tabel (zie IVD Voedingsleer 'Voedingsmiddelentabellen en de NEVO-tabel' door S. Westenbrink e.a.) en zoals direct bepaald in een laboratorium. De resultaten laten zien dat de waarden voor macronutriënten acceptabel zijn. Bij micronutriënten, zoals te zien bij foliumzuur (tabel 2.4), is het verschil tussen berekende en geanalyseerde waarden meestal groter. De betrouwbaarheid van chemische analyses wordt echter ook door diverse factoren beïnvloed en kan van invloed zijn op de kwaliteit van de resultaten. Sommige nutriënten kunnen beter op een andere wijze worden bepaald. Zo is de na-

Tabel 2.4 Verschil tussen bepaling van de voedingsstoffensamenstelling van verstrekte dagvoedingen (n=28) met behulp van directe analyse (A) en berekening (B) met de NEVO-tabel van 2001.

	Analyse (A) gemiddeld	Berekening (B) gemiddeld	Verschil A-B %
energie (MJ)	8,8	8,8	0
eiwit (g)	73	67	8
vet (g)	84	88	-5
voedingsvezel (g)	36	33	8
foliumzuur (μg)	361	448	-24

Bron: E. Siebelink, niet-gepubliceerde gegevens, 2006

trium-, kalium- en jodiuminneming zeer moeilijk te berekenen door verschillen in toevoeging van keukenzout bij de bereiding en aan tafel en toevoeging van natrium door de voedingsmiddelenindustrie. Voor het vaststellen van de natriuminneming kan het daarom beter zijn om een biologische merker te gebruiken (par. 2.2.5).

Tegenwoordig is het soms ook nodig om een of meer specifieke componenten in de voeding vast te stellen, zoals bioactieve stoffen (o.a. flavonoïden). Goede gegevens over deze componenten ontbreken vaak in voedingsmiddelentabellen. Dit kan opgelost worden met aanvullende chemische analyses, het gebruik van biologische merkers, indien beschikbaar, of door te rekenen met gegevens uit buitenlandse tabellen (zie IVD Voedingsleer 'Voedingsmiddelentabellen en de NEVO-tabel' door S. Westenbrink e.a.).

2.4   Kwaliteit van het vaststellen van de voedingsinneming

Bij de bepaling van de kwaliteit van de voedselconsumptiemeting wordt zowel de validiteit als de reproduceerbaarheid van een techniek onderzocht.

Validiteit is de mate van overeenkomst tussen de werkelijke waarde en de gemeten waarde. Vaak wordt de gebruikte methode om de voedingsinneming te meten vergeleken met een referentietechniek. Het gevonden verschil wordt 'bias' of systematische fout genoemd.

Reproduceerbaarheid is de mate van overeenkomst tussen de resultaten van herhaalde metingen. Als maat wordt de standaarddeviatie of variatiecoëfficiënt van het gemiddelde berekend. De variatiecoëfficiënt is de standaarddeviatie gedeeld door het gemiddelde maal 100 procent. Het gevonden verschil wordt bepaald door toevallige fouten en de werkelijke variatie in de inneming.

2.4.1   Validiteit

Om te controleren of de voedselinneming met een bepaalde techniek correct wordt vastgesteld kan deze worden vergeleken met een referentietechniek of gouden standaard. Als referentietechniek komen verschillende voedselconsumptietechnieken in aanmerking. Zo kunnen de resultaten van meerdaagse 24-uursvoedingsnavragen vergeleken worden met opschrijfmethoden bij dezelfde doelpopulatie. Deze technieken zijn echter niet onafhankelijk van de te valideren techniek. Daarnaast is de referentiemethode onderhevig aan dezelfde soort fouten als de onderzoeksmethode. Bij genoemd voorbeeld wordt dan gesproken over relatieve validiteit.

Trabulski en Schoeller hebben in een overzicht (2001) de gerapporteerde energie-inneming van diverse voedselconsumptietechnieken geëvalueerd tegen het energieverbruik gemeten met de dubbelgemerkt watermethode (objectieve referentiemethode). Hierbij bleek dat alle technieken een onderschatting geven en geen enkele techniek in vergelijking met een andere een nauwkeuriger resultaat geeft.

Onderrapportage energie-inneming

De gerapporteerde energie-inneming kan op twee verschillende manieren worden geëvalueerd. Bij beide is de aanname dat bij stabiel lichaamsgewicht de energie-inneming gelijk is aan het energieverbruik.

1. Indirecte vergelijking van de gerapporteerde energie-inneming met de verwachte energiebehoefte, berekend op basis van schatting van het basaalmetabolisme en lichamelijke activiteit.
2. Directe vergelijking van de gerapporteerde energie-inneming met het energieverbruik.

Ad 1 Berekening van de verwachte energiebehoefte Onderrapportage kan worden vastgesteld door berekening van de verwachte energiebehoefte op basis van het basaalmetabolisme (basal metabolic rate, BMR) en de lichamelijke activiteit.

De voedselconsumptie wordt meestal onderschat. Er is een eenvoudige techniek om een indicatie te krijgen van de mate waarin dit gebeurt, namelijk de bepaling van de ratio tussen de gerapporteerde energie-inneming en het geschatte basaalmetabolisme. Hierbij gaat men ervan uit dat de energie-inneming bij ieder persoon minimaal een zekere hoeveelheid boven het BMR moet zijn om te kunnen overleven. De BMR kan worden geschat uit lichaamsgewicht, leeftijd en geslacht met behulp van predictieformules, zoals opgesteld door Schofield en medewerkers (1985).

Teneinde onderrapportage op te sporen hebben Goldberg en medewerkers (1991) een aantal bruikbare afkappunten geformuleerd. Afkappunt type 1 geeft aan of de gerapporteerde energie-inneming representatief kan zijn voor de gebruikelijke energie-inneming op lange termijn. Goldberg c.s. komen tot de conclusie dat gerapporteerde energie-innemingen (EI) beneden de $1,35 \times BMR$ bij individuen of populaties geen normale waarden zijn voor gebruikelijke energie-inneming op lange termijn voor gezonde mensen met een stabiel lichaamsgewicht. Afkappunt type 2 geeft aan of de gerapporteerde energie-inneming redelijkerwijs mogelijk is gedurende de periode dat de voeding werd genoteerd. Dit afkappunt houdt rekening met de dag-tot-dagvariatie in de voedselinneming en kan voor elk onderzoek apart worden berekend of afgeleid uit een tabel die Goldberg c.s. hebben samengesteld. Voor grote onderzoeken ligt dit afkappunt dicht bij de basiswaarde 1,55, bij kleinere studies ligt het lager.

In een rapport van de FAO/WHO/UNO (1985) wordt een ratio EI/BMR van 1,27 aangehouden als een 'minimale overlevingsbehoefte'. Waarden beneden de 1,35 worden in het algemeen gezien als niet-accuraat voor een inactieve levensstijl. Als bekend is dat een groep een actievere leefstijl heeft, kunnen ook hogere afkappunten, zoals 1,55, worden gebruikt. Op grond van theoretische gemiddelde berekeningen komt men uit op een gemiddelde ratio EI/BMR van 1,55 voor een voornamelijk zittende levensstijl, zowel voor mannen als voor vrouwen. Wanneer men in een voedselconsumptieonderzoek ratio's vindt voor groepen die beneden deze waarden liggen, moet men ervan uitgaan dat de energie-inneming onderschat is. Wanneer men overeenkomstige waarden vindt, hoeft dit nog niet te betekenen dat de schatting van de voedselconsumptie valide is. Bij beroepen met zwaar lichamelijk werk komt men theoretisch uit op een energieverbruik van 2,10 maal de waarde voor BMR bij mannen en 1,82 bij vrouwen.

Black en medewerkers (1996) hebben deze theoretische waarden getoetst door een groot aantal onderzoeken te analyseren waarin dubbelgemerkt water gebruikt is. Hierbij hebben zij de ratio tussen energieverbruik (EE) en BMR bepaald, analoog aan de waarde EI/BMR. De onderzoekers vonden als extreme waarden voor energieverbruik op lange termijn ratio's van EE/BMR in de range van 1,2 tot 2,5. Dit komt overeen met de theoretische waarden uit het FAO/WHO/UNO-rapport (1985).

Bij de voedselconsumptiepeilingen na 2000 werd in VCP 2007-2010 een gemiddelde ratio van 1,46 gevonden. Dit duidt op een onderrapportage van circa 17 procent (Van Rossum e.a., 2011). In VCP ouderen werd een onderrapportage van 10 procent gevonden (Ocké e.a., 2012).

Zoals vaak gezien werd in validatieonderzoek, blijken vooral mensen met een hoog lichaamsgewicht ten opzichte van de lengte (een hoge Quetelet-index of body mass index) sterk onder te rapporteren. Het zou beter zijn als deze techniek gecombineerd kon worden met een meting voor lichamelijke activiteit, bijvoorbeeld vastgesteld door middel van een vragenlijst of gemeten met een accelerometer.

Ad 2 Directe vergelijking energie-inneming met energieverbruik Voor de evaluatie van de gerapporteerde energie-inneming is het meten van het energieverbruik in respiratiekamers of met dubbelgemerkt water ('double labeled water', DLW) een betrouwbare, objectieve referentiemethode. Beide technieken zijn echter erg duur. De respiratiekamer stelt bovendien hoge eisen aan de deelnemers van het onderzoek. De meeste technieken geven in vergelijking met de DLW een onderschatting van de energie-inneming te zien.

Onderschatting van de energie-inneming kan worden veroorzaakt doordat proefpersonen minder gaan eten tijdens de meting of door onderrapportage. De oorzaak van de onderschatting kan worden opgespoord door het lichaamsgewicht tijdens de rapportageperiode te meten: bij minder eten zal het gewicht afnemen, bij onderrapportage niet (Westerterp & Goris, 2002). In een aantal gecontroleerde metabole onderzoeken (Livingstone & Black, 2003) is de energie-inneming die nodig was om het gewicht stabiel te houden tijdens het onderzoek vergeleken met de gerapporteerde inneming. Gemiddeld was de gerapporteerde energie-inneming ongeveer 20 tot 30 procent lager. In een van deze onderzoeken was de onderrapportage met een driedaagse opschrijfmethode slechts 10 procent, maar dit onderzoek werd uitgevoerd in een gemotiveerde groep hoogopgeleide jonge mensen (De Vries e.a., 1994). Voor mensen met overgewicht kan de onderrapportage wel 25 à 50 procent, met een gemiddelde van 41 procent, bedragen (Westerterp & Goris, 2002).

Ook bij kinderen wordt een verschil in rapportage gezien tussen obesen en niet-obesen. Behalve voor energie geldt de onderrapportage waarschijnlijk ook voor macro- en micronutriënten (Livingstone & Black, 2003), maar is er verschil in de mate van onderrapportage tussen nutriënten en groepen voedingsmiddelen. Hoewel de literatuur niet eenduidig is over deze zogenaamde selectieve onderrapportage, lijkt het erop dat er volgens geldende normen, sociaal wenselijk, wordt gerapporteerd, maar dat deze normen verschillen per populatie (Livingstone & Black, 2003).

Validatie met gebruik van biologische merkers

Een andere mogelijkheid om technieken te valideren is gebruikmaken van biologische merkers. Een biologische merker is een onafhankelijker meting dan een voedselconsumptieonderzoek. Er zijn echter nog maar weinig goede biologische merkers beschikbaar.

Bij voedingsstoffen gaat de voorkeur uit naar zogeheten 'recovery markers'. Deze merkers geven een kwantitatief beeld van de inneming. Voorbeelden van dit soort merkers zijn het meten van stikstof of kalium in urine om de nauwkeurigheid van de eiwitinneming respectievelijk kaliuminneming vast te stellen. Een van de meest geschikte biologische merkers is de vergelijking van eiwit in de dagelijkse voeding met 24-uursstikstofuitscheiding, volgens de formule in het kader.

- Biologische merker: stikstof (N) in 24-uursurine (eiwit in de voeding bevat ± 16% stikstof)
- Eiwitinneming per 24 uur = N-opneming per 24 uur × 6.25
- N-opneming per 24 uur = N-uitscheiding in 24-uursurine + 2 g (voor uitscheiding via feces en huid)

Voor totaalvet en koolhydraten zijn geen merkers beschikbaar, maar in Nederland wordt de vetzuursamenstelling van het serum (triglyceriden, cholesterolesters en erytrocytenmembranen) en de vetzuursamenstelling van onderhuids vet gebruikt als referentie voor de essentiële vetzuurinneming gedurende de korte termijn (1 dag), middellange termijn (weken) en lange termijn (jaren). Een voorbeeld van een validiteitsonderzoek met de vetzuursamenstelling van serumlipiden en onderhuids vet is beschreven door Feunekes en medewerkers (1993).

Daarnaast wordt gebruikgemaakt van concentratiemerkers die een relatief beeld geven van de inneming. Voorbeelden van dergelijke merkers zijn vetzuren en foliumzuur gemeten in bloed. Een ander onderzoek laat zien dat sucrose en fructose in urine gebruikt kunnen worden als maat voor de inneming van geraffineerde suikers. Een voorbeeld van validatieonderzoek van een Nederlandse voedselfrequentielijst met gebruik van B-vitamines als merkers wordt gepresenteerd in een artikel van Verkleij-Hagoort en medewerkers (2007).

2.4.2 Reproduceerbaarheid

In een onderzoek naar de reproduceerbaarheid wordt gekeken naar de mate van overeenstemming tussen herhaalde metingen met eenzelfde techniek bij dezelfde persoon. Reproduceerbaarheid wordt doorgaans gemeten in een 'test-retest'-onderzoeksopzet. Bij voedselconsumptieonderzoek is het probleem dat er altijd op verschillende dagen gemeten moet worden. Dit betekent dat gevonden verschillen in de meetuitkomst niet alleen aan de techniek, maar ook aan werkelijke verschillen in de voedselconsumptie te wijten zijn. Met de volgende verschillen moet rekening worden gehouden (Cameron & Van Staveren, 1988).

- Systematische verschillen tussen meettijdstippen door:
  - verandering in voedingspatroon;
  - testeffect op de gebruikte voeding en de rapportage van de voeding.
- Toevallige variatie in de incidentele voedselconsumptie.
- Toevallige rapportagefouten.

Bij onderzoek naar de reproduceerbaarheid zijn we eigenlijk alleen geïnteresseerd in de toevallige rapportagefouten, maar die zijn niet los te koppelen van de toevallige variatie in de individuele voedselconsumptie. Door een goed ontwerp van het onderzoek moeten systematische verschillen tussen meettijdstippen zo veel mogelijk vermeden worden. Hierbij stuit men op tegenstrijdige eisen: enerzijds zouden we de meettijdstippen in de tijd ver uit elkaar willen laten liggen om testeffecten op de voeding en het rapporteren van de voeding te voorkomen; anderzijds willen we het onderzoek in één seizoen uitvoeren om veranderingen in het voedingspatroon te vermijden. In de praktijk proberen we ten minste zes weken tussen twee meettijdstippen te verkrijgen.

2.4.3 Beoordeling van de kwaliteit na evaluatie

Correctie van de onderrapportage is meestal onmogelijk omdat de verschillende nutriënten niet altijd in dezelfde mate ondergerapporteerd worden. Er wordt vaak sociaal wenselijk gerapporteerd, waardoor de consumptie van voedingsmiddelen die als gezond worden beschouwd, te hoog wordt geschat en ongezonde voedingsmiddelen te laag.

Tabel 2.5 Type informatie en effect van toevallige en systematische fouten op de validiteit en reproduceerbaarheid (precisie).

Type informatie	Type fout	
	Toevallige fout	*Systematische fout*
gemiddelde inneming	↓ precisie	↓ validiteit
variatie in inneming	↓ validiteit	geen effect
% respondenten onder de ADH	↓ validiteit	↓ validiteit
associatie met ziekte-uitkomst	↓ validiteit	geen effect

Het effect van de meetfout op het resultaat van de voedselconsumptiemeting hangt af van het doel van de meting. Grofweg kunnen de volgende vier typen informatie worden vastgesteld:

- het gemiddelde van een groep of het vergelijken van de gemiddelde inneming van meerdere (sub)groepen;
- de verdeling van de inneming in een groep;
- het deel van de groep dat wel of niet aan de aanbeveling voldoet;
- associatie tussen de inneming en een uitkomstmaat, bijv. het vóórkomen van een bepaalde ziekte.

In tabel 2.5 is te zien welk effect de verschillende fouten hebben op de validiteit en reproduceerbaarheid (precisie) bij de verschillende typen gewenste informatie. Toevallige fouten verminderen de precisie van de meting bij de schatting van een groepsgemiddelde of individueel gemiddelde en beïnvloeden ook de validiteit voor de andere typen informatie. Systematische fouten beïnvloeden de validiteit bij het vaststellen van de gemiddelde inneming en bij het vaststellen van het percentage personen met een inneming beneden de aanbevolen dagelijkse hoeveelheid (ADH).

2.4.4 Opzet van een validatieonderzoek

Zoals eerder gesteld (par. 2.3), hebben technieken van voedselconsumptieonderzoek en het gebruik van biologische merkers verschillende mogelijkheden en beperkingen. Bij validatie van bijvoorbeeld een nieuw ontwikkelde voedselfrequentievragenlijst door middel van vergelijking met een andere techniek van voedselconsumptieonderzoek is het ontwerp van het validiteitsonderzoek ingewikkelder. De techniek die getest moet worden kan namelijk de referentiemethode beïnvloeden (of vice versa), wanneer de technieken bij alle individuen in dezelfde volgorde afgenomen worden in een zogenaamd paralleldesign. Daarom wordt vaak een 'cross-over'-design toegepast, dat wil zeggen dat de helft van de deelnemers met de testmethode begint en de andere helft met de referentiemethode. Men kan dan berekenen welke effecten te wijten zijn aan het testen en niet direct aan het verschil in techniek. Voor het bepalen van een dergelijk 'carry-over'-effect zijn in het algemeen veel deelnemers nodig en dat maakt het onderzoek zeer kostbaar.

Bij het bepalen van de validiteit met behulp van een biologische merker heeft men weinig of geen last van een carry-over-effect. Wel is er een gebrek aan een biologische merker voor sommige voedingsstoffen.

De overeenstemming tussen de te valideren techniek en de referentietechniek kan worden aangegeven met het gemiddelde verschil, met correlatiecoëfficiënten of met de zogeheten Bland-Altman-methode. Hierbij wordt het gemiddelde van de twee technieken vergeleken met het verschil tussen beide (Bland & Altman, 1986).

In plaats van een enkele techniek als referentiemethode kan ook een tweede techniek worden gebruikt. In een zogeheten 'triad'-design wordt de te valideren techniek vergeleken met een voedselconsumptietechniek en een merker of met twee onafhankelijke merkers (Ocké & Kaaks, 1997). Met behulp van statistische berekeningen kan dan worden geschat in hoeverre de te valideren techniek een beeld geeft van de werkelijke inneming.

In een calibratiestudie wordt een bepaalde voedselconsumptiemeting vergeleken met eenzelfde referentiemethode. Zo werd in de EPIC-studie, een epidemiologische studie naar de relatie tussen voeding en kanker, de voedselconsumptie in de deelnemende Europese landen gemeten met een eigen FFQ en gecalibreerd met gebruik van een 24-uurs-recall. De resultaten kunnen worden gebruikt om de meetfouten te corrigeren en vergelijkbaar te maken.

2.5 Keuze van een onderzoekstechniek

Uit het voorgaande is duidelijk geworden dat iedere techniek voor- én nadelen heeft. In tabel 2.6 staat een overzicht van de diverse technieken van voedselconsumptie-onderzoek en de bruikbaarheid van de verzamelde gegevens.

Alvorens een techniek te kiezen om de voedselconsumptie van individuen, groepen of categorieën te schatten voor onderzoek, dient antwoord gegeven te worden op de volgende vragen.

- Wat is het doel van het onderzoek en welk type informatie over de consumptie is gewenst?

Tabel 2.6 Diverse technieken van voedselconsumptieonderzoek en bruikbaarheid gegevens.

	Opschrijfme- thode	24-uurs- voedings- navraag	Dietary history	FFQ	Duplicaatvoeding
actuele consumptie	+	+	–	–	+
gebruikelijke consumptie	–	–	+	+	–
informatie maaltijden	+	+	+/–	–	–
informatie afzonderlijke dag	+	+	–	–	+
informatie eetmomenten	+	+	+/–	–	–
informatie portiegrootte	+	+	+	+	–

+technik verschaft bruikbare informatie; – techniek verschaft geen bruikbare informatie

Tabel 2.7 Type informatie over voedselconsumptie en aanbevolen techniek.

Informatie	Aanbevolen techniek
groepsgemiddelden	24-uursvoedingsnavraag of eendaagse opschrijfmethode
percentage van de bevolking met een voedsel- of nutriënteninneming 'at risk'	herhaalde 24-uursvoedingsnavraag, herhaalde opschrijf-methode, FFQ, dietary history
inneming van voedingsstoffen van een individu, gerelateerd aan para-meters van de voedingstoestand	meerdaagse opschrijfmethode of voedingsnavraag of dietary history met cross-check
voedingsstoffenbalans	duplicaatvoeding

Bron: Beaton, 1994

- Bent u geïnteresseerd in de gemiddelde voedselconsumptie van een groep of categorie?
- Wilt u risicogroepen onderscheiden in uw onderzoek?
- Wilt u de inneming van voedingsstoffen relateren aan andere indicatoren van de voedingstoestand?
- Wilt u een voedingsstoffenbalans bestuderen, dat wil zeggen over een beperkte periode (1-3 dagen) precies nagaan hoeveel van een bepaalde stof opgenomen wordt en weer uitgescheiden?
- Wat is uw doelgroep? Een voedselvragenlijst die is ontwikkeld voor een Nederlands voedingspatroon kan bijvoorbeeld niet worden toegepast voor een populatie met een andere culturele achtergrond (ook par. 2.5.1).
- Bent u geïnteresseerd in:
  - voedingsmiddelen zoals gekocht;
  - voedingsmiddelen zoals gegeten;
  - inneming van voedingsstoffen?
  - ...
- Is er al eerder onderzoek op dit gebied verricht? Moet er rekening worden gehouden met de vergelijkbaarheid van de onderzoeksresultaten?
- Welke tijd (periode en aantal uren) is er beschikbaar voor veldwerk en verwerking? Moet er rekening worden gehouden met veel reistijd?
- Hoe wilt u de resultaten gaan verwerken (presenteren)? Welke statistische toetsen denkt u te gebruiken? (Overleg vroegtijdig met een statisticus.)
- Wat is het beschikbare budget?

Tabel 2.7 geeft suggesties voor technieken die voor de verschillende typen informatie geschikt zijn.

2.5.1   Speciale doelgroepen

Aanpak op maat Zoals al eerder gezegd, moet de gekozen techniek afgestemd zijn op de doelgroep. Er zijn groepen waarbij de keuze van de techniek beperkt wordt door lichamelijke en/of andere beperkingen. Zo gebruikt men bij personen met een visuele handicap geen opschrijfmethode, terwijl deze techniek bij personen met gehoor- en/of spraakproblemen juist wel mogelijkheden biedt. Bij personen die niet kunnen schrijven of de Nederlandse taal niet beheersen, is een navraagtechniek meestal geschikter, waarbij gebruik kan worden gemaakt van tolken. Bij personen met geheugenproblemen kan een schriftelijke techniek soms uitkomst bieden. Bij lichamelijke beperkingen moet men steeds naar een passende oplossing zoeken, waarbij speciaal op de doelgroep afgestemde materialen en goed getrainde interviewers belangrijk zijn.

Ook jonge kinderen, ouderen en geïnstitutionaliseerden vragen een aparte benadering.

Kinderen

Kinderen tot circa 7 jaar beschikken nog niet over de vaardigheden om aan voedselconsumptieonderzoek deel te nemen. In hun geval wordt de ouder(s) of verzorgers gevraagd wat hun kind heeft gegeten en gedronken. Dit is soms moeilijk omdat de ouder/verzorger niet altijd zicht heeft op wat het kind op een dag eet en drinkt. Dit kan bijvoorbeeld het geval zijn wanneer het kind naar een kinderdagverblijf, crèche of oppas gaat. Bovendien is het bij jonge kinderen lastig om de geconsumeerde hoeveelheden achteraf te schatten omdat zij de aangeboden portie niet altijd helemaal opeten of opdrinken, knoeien met eten enzovoort. Om deze reden wordt bij (zeer) jonge kinderen vaak een opschrijfmethode toegepast, waarbij ook de consumptie buitenshuis genoteerd kan worden (Hulshof & Jansen, 2003; Ocké e.a., 2015).

Kinderen tussen 7 en 12 jaar kunnen wel bij het onderzoek naar hun voeding worden betrokken. Bij een 24-uursvoedingsnavraag kunnen de vragen door de ouders (kind < 9 jaar) of het kind (kind > 9 jaar) beantwoord worden. Aanwezigheid van één of beide ouders is daarbij noodzakelijk. Aanvullende vragen over de bereidingswijze en specifieke merken moeten primair aan de ouder(s) gericht worden. Ook bij het gebruik van een opschrijfmethode wordt de hulp van de ouder(s) minder naarmate het een ouder kind betreft. Vanaf circa 13 jaar zijn kinderen in het algemeen in staat zelfstandig aan voedselconsumptieonderzoek deel te nemen, ongeacht de gekozen methodiek. Wel kan het nodig zijn aanvullende informatie over bereidingswijzen bij de ouders in te winnen.

Ouderen

Voor ouderen vanaf circa 70 jaar kunnen eveneens beperkingen bij de keuze van een geschikte techniek optreden, bijvoorbeeld geheugenverlies. Hierdoor kan het gebruik van een 24-uursvoedingsnavraag en FFQ problemen opleveren. Met een 24-uursnavraagmethode met een dagboek als ondersteuning kunnen echter valide gegevens worden verkregen (Ocké e.a., 2013).

Bij ouderen die in een instelling verblijven (verzorgingshuis, verpleeghuis of woon-zorgcomplex) en bij zelfstandig wonende ouderen die de maaltijd(en) niet meer zelf bereiden, is ook contact met de verzorger(s) van de maaltijd nodig. Dit geldt ook voor andere personen die in een instelling verblijven (bijv. een penitentiaire inrichting).

Niet-westerse afkomst

Voor het uitvoeren van voedselconsumptieonderzoek in populaties met een niet-westerse herkomst is een afgestemde methodiek belangrijk. Afhankelijk van de doelstelling en de populatie van het onderzoek is een voedselfrequentievragenlijst of een 24-uursvoedingsnavraag mogelijk een geschikte methode. Productkennis van specifieke door de doelgroep gegeten producten en receptuur zijn belangrijk. Indien een fotoboek gebruikt wordt, zullen ook hierin aanvullingen gedaan moeten worden. Daarnaast is voor het bepalen van de voedingswaarde belangrijk dat de NEVO-tabel uitgebreid wordt met gegevens over de voedingskundige samenstelling van deze voedingsmiddelen en gerechten. In veel situaties zal de inzet van een tolk of een in Nederland opgeleide diëtist uit de betreffende niet-westerse groep noodzakelijk zijn of worden voedselfrequentievragenlijsten vertaald in de taal van het land van herkomst.

2.5.2 *Verrijkte producten, functionele voedingsmiddelen, voedingssupplementen*

In Nederland en andere West-Europese landen kan het gebruik van verrijkte voedingsmiddelen, functionele voedingsmiddelen en voedingssupplementen een wezenlijke bijdrage leveren aan de nutriëntinname. Bij gebruik van verrijkte producten, functionele voedingsmiddelen en/of voedingssupplementen is het belangrijk om het type product, de merknaam en de gebruikte hoeveelheid zo goed mogelijk na te gaan. Ook is het gewenst te weten of het tijdens de voedingsenquête vermelde gebruik van deze producten incidenteel is of niet. Dit geldt met name voor inzicht in een gebruikelijke inneming. In grootschalig onderzoek bij bevolkingsgroepen wordt het gebruik van dit soort producten vaak aanvullend via een specifiek ontworpen FFQ nagevraagd (zie ook par. 2.3.1).

De exacte merknaam en de exacte samenstelling van voedingssupplementen zijn soms moeilijk te achterhalen. Om een gebruikelijke inneming van voedingsstoffen bij bevolkingsgroepen in kaart te brengen is het in elk geval belangrijk om de frequentie van het supplementgebruik over een bepaalde periode te weten (bijv. het gebruik in de laatste maand of het afgelopen halfjaar) en daarbij onderscheid te maken tussen multipreparaten en enkelvoudige vitamines of mineralen (bijv. een preparaat met vitamine C, ijzer of kalk). Indien het onderzoek gericht is op het in kaart brengen van de waargenomen inneming, zijn merknaam, type en gebruikte dosis essentieel (Van Staveren e.a., 2012). In het hoofdstuk over voedingsmiddelentabellen wordt het Nederlands Supplementenbestand NES beschreven (zie IVD Voedingsleer 'Voedingsmiddelentabellen en de NEVO-tabel' door S. Westenbrink e.a.).

2.6 Opzet en uitvoering van het onderzoek

Het opzetten en uitvoeren van een voedingsonderzoek verloopt globaal volgens een bepaalde opzet (tabel 2.8). Het is niet mogelijk om het proces van bedenken, opzetten en uitvoeren precies te beschrijven, omdat er te veel lokale en projectspecifieke om-

Tabel 2.8 Fases van voedselconsumptieonderzoek.

Fase		Toelichting
planning	onderzoeksontwerp	definieer doel en onderzoeksvragen
		definieer onderzoekspopulatie
		definieer in- en exclusiecriteria
		welke (verrijkte) voedingsmiddelen/-stoffen zijn belangrijk
		moeten supplementen worden meegenomen?
		wat is het tijdsbestek?
	technieken kiezen	steekproef trekken
		methode van voedselconsumptieonderzoek kiezen
		beschikbaarheid van controlematen en -gewichten van voedingsmiddelen
		voedingsmiddelen controleren op beschikbare voedingswaardegegevens
		statistische analyse bepalen
		kwaliteitscontrole
	voorbereiding voor het veldwerk	contact leggen met betrokken instanties
		aanschaf materialen
		vragenlijsten ontwerpen, testen, drukken
		draaiboek opstellen voor veldwerk en verwerking
		training veldwerk met o.a. onderwerpen: – motivatie deelnemers – standaardisatie technieken – coderen van gegevens – schemabezoeken/telefoondienst – plattegronden, verzekering, vervoer, identificeren – tijd nodig voor interviews incentive
uitvoering	veldwerk	
	coderen	NEVO-tabel
	controles	
analyse en rapportage	gegevensverwerking en rapportages	zo snel mogelijk resultaten naar deelnemers en betrokken instanties versturen
		eventueel voorlichtingsavond organiseren

standigheden zijn die het proces kunnen beïnvloeden. Daarom moet ieder onderzoek een eigen protocol hebben, inclusief een draaiboek. In elk geval moeten het doel van het voedingsonderzoek en de beschikbare financiën van tevoren worden vastgesteld. Deze twee zaken hebben een belangrijke invloed op het onderzoeksontwerp.

De fase van analyse en rapportage kost gewoonlijk veel tijd. Het is erg afhankelijk van het type onderzoek, maar gewoonlijk moet men voor deze fase ongeveer tweemaal zo veel tijd rekenen als voor de uitvoering van het veldwerk (zie ook tabel 2.9).

Tabel 2.9 Tijd nodig voor interviews (benadering in uren, exclusief reistijd).

	interview (uur)	check compleetheid en coderen (uur)
24-uursvoedingsnavraag	0,5	0,5–1
dietary history	1–1,5	1–2
eendaagse opschrijfmethode*	0,5–1	0,5–1
zevendaagse opschrijfmethode**	1,5	4–5
voedselfrequentielijst	0,5 invultijd	0–1 afhankelijk van verwerking

* eenmaal introductie en eenmaal controlebezoek
** eenmaal introductie en tweemaal controlebezoek

2.7   Voedingsanamnese in de gezondheidszorg

Tot nu toe is de voedingsanamnese als instrument in wetenschappelijk onderzoek behandeld. Maar een diëtist, arts of andere zorgverlener kan in de praktijk verschillende redenen hebben om informatie te verzamelen over de voedselconsumptie van een persoon. Er staan de zorgverlener verschillende technieken ter beschikking, afhankelijk van de gewenste informatie en de doelgroep. Bijzondere aandacht verdient de gesprekstechniek in de praktijk.

Aan het gebruik van een voedingsanamnese in de praktijk worden andere eisen gesteld dan aan het gebruik voor wetenschappelijk onderzoek. Wanneer een diëtist of andere zorgverlener de effectiviteit van haar of zijn dieetadviezen wil evalueren, zijn de kwaliteitseisen aan de anamnese voor de praktijk vergelijkbaar met die voor het wetenschappelijk onderzoek.

2.7.1   Doelen

Een diëtist, arts of andere zorgverlener kan in de praktijk verschillende redenen hebben om informatie te verzamelen over de voedselconsumptie van een persoon. Globaal kan de volgende indeling gemaakt worden.

1.   Diagnostiek
De verkregen informatie over de voeding is een hulpmiddel bij het vaststellen van een juiste diagnose ten aanzien van de gezondheidstoestand van een persoon. Als een persoon verschijnselen vertoont die doen denken aan een bepaalde ziekte waarbij de voeding een rol kan spelen, en uit de voedingsanamnese blijkt inderdaad een te geringe of te hoge inneming van de verantwoordelijke voedingsstof, dan levert dat een sterke ondersteuning van de diagnose.

2.   Uitgangspunt dieetbehandeling
De verkregen informatie over de voedselconsumptie van een persoon kan worden gebruikt om er een dieetvoorschrift of voedingsadvies op te baseren. Mensen vinden het vaak moeilijk om zich te houden aan een dieetvoorschrift dat volledig afwijkt

van wat ze gewend zijn te eten. Voedingsadviezen of dieetvoorschriften hebben de meeste kans van slagen indien zij zo goed mogelijk aansluiten bij de bestaande voedingsgewoonten en voedselpreferenties.

3. Bewustwording cliënt

De verkregen informatie kan ook worden gebruikt als hulpmiddel bij de therapie van bijvoorbeeld obesitas. De voedingsanamnese is dan niet in de eerste plaats bedoeld om informatie te verzamelen over de voedselconsumptie, maar heeft primair als doel om de persoon bewust te maken van zijn voedingsgewoonten, om hem op die manier te motiveren er iets aan te veranderen.

4. Evaluatie behandeling

Ten slotte kan een voedingsanamnese worden gebruikt om het voedingsbeleid bij een groep patiënten te evalueren. Hierbij moet volgens evidence-based richtlijnen gewerkt worden en dan is het nodig om doelmatig en effectief te handelen en de kwaliteitsbewaking transparant te maken. Hiervoor zijn gestandaardiseerde technieken, inclusief de voedingsanamnese, noodzakelijk (De Vries e.a., 2003).

Voor het stellen van een diagnose vraagt een arts vaak zelf gericht naar de voedselconsumptie of de voedingsgewoonten van de patiënt. Als een arts bijvoorbeeld denkt aan een allergische reactie, vraagt hij wat de patiënt de afgelopen dag of dagen heeft gegeten om op die manier een voedingsmiddel te vinden dat verantwoordelijk kan worden gesteld voor de symptomen. De 24-uursvoedingsnavraag is daarvoor uitermate geschikt.

In de praktijk stelt een arts de diagnose van een aandoening waar een voedingsaspect aan ten grondslag ligt, vaak op basis van biochemische parameters. De voedingsanamnese dient in dat geval ter ondersteuning of ter specificatie van de diagnose. De diagnose anemie, bijvoorbeeld, wordt gesteld door hematologische parameters te bepalen en voor de diagnose osteoporose wordt een botdichtheidsmeting uitgevoerd. Maar als ook gevraagd wordt naar de consumptie van ijzerrijke respectievelijk calciumrijke voedingsmiddelen, is het mogelijk om na te gaan of een ijzerarme of calciumarme voeding aan de anemie respectievelijk osteoporose ten grondslag ligt. De arts heeft dan tevens een aanknopingspunt voor een therapie in de vorm van een voedingsadvies.

Een arts kan een aantal zeer gerichte vragen stellen over de voeding, bijvoorbeeld over de consumptie van ijzerrijke producten of over het zoutgebruik. Maar als hij op grond van deze schamele informatie een voedingsadvies geeft, is de kans groot dat het advies slecht wordt opgevolgd. Een voedingsadvies heeft de meeste kans van slagen als het is afgestemd op de voedings- en andere leefgewoonten van een persoon. Om informatie daarover te verzamelen moet een complete voedingsanamnese worden afgenomen. Dit kan niemand beter dan een diëtist.

De schriftelijke voedingsanamnese wordt niet zo vaak gebruikt ter ondersteuning van een diagnose of om er een voedingsadvies op te baseren, maar is uitstekend geschikt als hulpmiddel bij de therapie van bijvoorbeeld obesitas. Vaak hebben mensen onbewust bepaalde voedingsgewoonten. Door gedurende een bepaalde tijd in een dagboekje de voedselconsumptie te noteren krijgt men een beter beeld van wat men zoal eet en drinkt op een dag. Dat komt de motivatie voor verandering van de voedingsgewoonten ten goede.

2.7.2   Technieken

Met de voedingsanamnese kan de diëtist de actuele of de gebruikelijke consumptie vaststellen, zowel kwalitatief als kwantitatief. De actuele consumptie betreft bijvoorbeeld de inneming tijdens opname in het ziekenhuis, met de gebruikelijke inneming worden eetgewoonten over een langere periode vastgesteld. Voor de actuele inneming kunnen de 24-uursvoedingsnavraag of opschrijfmethode worden gebruikt, voor de gebruikelijke inneming de meerdaagse navraag- of opschrijfmethode, de dietary history en de voedselfrequentiemethode.

24-uursvoedingsnavraag
De problemen bij de uitvoering van de 24-uursvoedingsnavraag zijn in de praktijk goed te vergelijken met die bij het voedingsonderzoek (par. 2.2.1). Er kan een voorgestructurecrd formulier voor worden ontwikkeld, waarin de door het ziekenhuis verstrekte producten en gerechten worden voorgedrukt. Een dergelijk formulier kan ook worden gebruikt voor monitoring van de voedselinneming door een verpleegkundige of voedingsassistent. In de kliniek is vaak behoefte aan een eenvoudige techniek om energie- en eiwitondervoeding of de vochtinneming te monitoren. Daarom zijn verschillende eenvoudige protocollen voor het noteren van de voedselinneming ontwikkeld.

Opschrijfmethode
De schriftelijke voedingsanamnese met behulp van de opschrijfmethode (voedseldagboek of eetdagboek) vergt veel tijd en inzet van de cliënt. Hij moet namelijk alles opschrijven wat hij eet en drinkt. Daarom moet de keuze voor de opschrijfmethode goed worden beargumenteerd, zodat de cliënt het nut van zijn inspanningen inziet. Bovendien is het nodig dat zeer duidelijke instructies worden gegeven over wat de cliënt moet noteren, wanneer hij het moet opschrijven (het liefst meteen nadat hij iets heeft gegeten) en hoe lang hij dit moet volhouden.

Als de meerdaagse opschrijfmethode wordt toegepast om een beeld te krijgen van de gebruikelijke voedselconsumptie, dient te worden benadrukt dat de cliënt zijn voedingsgewoonten naar aanleiding van het onderzoek niet mag wijzigen, maar moet eten wat hij ook gegeten zou hebben als hij geen notities had hoeven te maken.

Het dagboekje wordt na afloop besproken met de diëtist of arts. Op basis van de genoteerde voedselconsumptie kunnen dan gerichte adviezen voor verandering van de voedingsgewoonten worden gegeven.

Dietary history, eventueel met cross-check
Uit een inventarisatie in het UMC Utrecht bleek dat voor circa 80 procent van de cliënten een voedingsanamnese voldoet die gegevens oplevert over de gebruikelijke inneming van voedingsmiddelen en de samenstelling hiervan wat betreft energie, macronutriënten, voedingsvezel en drinkvocht (Hiemstra, Roos, De Vries e.a., 2005). Het betrof patiënten met overgewicht, diabetes mellitus, ondervoeding en

een verhoogd serumcholesterolgehalte. Voor het vaststellen van de gebruikelijke voeding zijn de dietary history en de voedselfrequentielijst geschikt.

De dietary history-methode is bij uitstek geschikt om informatie over voedingsgewoonten te verzamelen. Daarbij kan met behulp van de kruisvraagmethode doorgevraagd worden naar de voedingsmiddelen waarin men speciaal is geïnteresseerd, bijvoorbeeld ijzerrijke producten. Deze techniek, inclusief verwerking, kost de diëtist echter drie à vier uur tijd. In de praktijk wordt daarom gebruikgemaakt van een verkorte versie, die echter niet voor alle doeleinden de gewenste informatie oplevert. Schattingen op individueel niveau kunnen sterk afwijken van de werkelijke inneming. Bovendien kan de techniek verschillende resultaten opleveren als hij door verschillende diëtisten wordt uitgevoerd ('observer bias').

De anamnese kan het best worden voorafgegaan door een introductie, waarin verteld wordt wat de bedoeling is van het gesprek, wat er zal worden gevraagd en hoe lang het gesprek zal duren. Ook moet aan het begin worden afgesproken dat de ondervraagde niet moet schromen om verduidelijking te vragen als hij iets niet begrijpt. Allereerst kan een aantal algemene vragen worden gesteld over geboortedatum, beroep, vrijetijdsbesteding en gezinssamenstelling, en of men al eerder een dieet heeft gevolgd. Dit heeft niet alleen tot doel de ondervraagde op zijn gemak te stellen, maar ook om informatie te verkrijgen over de sociaal-economische omstandigheden, de lichamelijke activiteit en andere leefgewoonten van de ondervraagde. Bij het vaststellen van het voedingsadvies dient daarmee rekening te worden gehouden. Wat de voeding betreft wordt gevraagd naar wat men doorgaans op een dag eet en eventueel hoe het voedsel wordt bereid. Vervolgens wordt naar de uitzonderingen geïnformeerd. Hoe ziet het voedingspatroon in het weekend eruit? Worden er maaltijden overgeslagen? Als niet iedere dag een warme maaltijd wordt gegeten, is er dan een vervanging? Worden er vaak feestjes bezocht en wat wordt er dan extra gegeten en gedronken? Wordt er vaak buitenshuis gegeten?

Het is altijd mogelijk dat de ondervraagde vergeet bepaalde voedingsmiddelen te noemen. Bovendien kan het voorkomen dat hij bewust onjuiste informatie geeft over zijn voedselconsumptie en antwoordt wat hij denkt dat de ondervrager graag wil horen. Slechte voedingsgewoonten zal hij eerder verzwijgen en gezonde gewoonten benadrukken. Ook is hij misschien geneigd wat duurdere voedingsmiddelen te noemen om op die manier in aanzien te stijgen bij de ondervrager. Door toepassing van de cross-check of kruisvraagmethode kan men deze onjuistheden op het spoor komen. Als de ondervrager zelf een aantal voedingsmiddelen noemt, is het voor de ondervraagde gemakkelijker zich te herinneren of hij die wel eens gebruikt. Indien de ondervraagde sociaal wenselijke antwoorden geeft, moet hij dat bij de kruisvraagmethode consequent volhouden om niet door de mand te vallen.

Een voedingsanamnese zoals hier beschreven duurt ongeveer een uur. Soms wordt daarbij gebruikgemaakt van een voorgedrukt anamneseformulier.

De omrekening naar nutriënten wordt bij de voedingsanamnese die wordt gebruikt om een dieet op te baseren, soms achterwege gelaten. Wordt een voedingsanamnese afgenomen om een diagnose te stellen, dan is het vaak wel nodig om de nutriënteninneming te berekenen. Alleen op die manier kan worden nagegaan of van een bepaalde voedingsstof voldoende wordt ingenomen (par. 2.2.4). Dit is tegenwoordig met de beschikbare software eenvoudig te doen.

Voedselfrequentielijst

Voor evaluatie van het ingestelde voedingsbeleid, vooral als er meerdere diëtisten bij betrokken zijn, is de voedselfrequentielijst (FFQ) een geschiktere methode om de gebruikelijke voeding vast te stellen dan de dietary history. De FFQ is relatief snel en goed te standaardiseren. Hiemstra en medewerkers (2005) beschrijven de ontwikkeling van een gestandaardiseerde en geautomatiseerde voedingsanamnese gebaseerd op de voedselfrequentielijst. In het evaluatieonderzoek van deze lijst gaven de patiënten aan dat het invullen van de lijst niet belastend is en de tijdsinvestering acceptabel. De diëtist had dertig minuten nodig om met deze voedselfrequentielijst de gebruikelijke inneming te meten. De reproduceerbaarheid was vergelijkbaar met die van de dietary history.

2.7.3 Variatie en fouten

Voor het optreden van variatie en fouten geldt hetzelfde als wat eerder beschreven is (par. 2.3). Er moet onderscheid worden gemaakt tussen toevallige en systematische fouten en als de aard van de fout bekend is, kan beter vastgesteld worden welke betekenis die heeft voor de uitkomst van de voedselconsumptiemeting.

Ook in de kliniek is een van de lastigste problemen voor een goede voedselconsumptiemeting het schatten van de portiegroottes. Soms kan worden volstaan met het gebruik van standaardporties uit de maten- en gewichtentabel, soms zal men de porties nauwkeuriger willen schatten. Hiervoor kan dan net als in het onderzoek gebruik worden gemaakt van modellen, foto's of een weegschaal.

2.7.4 Gesprekstechniek

De voedingsanamnese in de praktijk is een vraaggesprek. Door middel van een gesprek krijgt de diëtist informatie over de voedingsinneming van de ondervraagde. Daarnaast wordt het gesprek gebruikt voor advisering. Een voorwaarde voor een succesvolle anamnese is dat de ondervraagde het nut inziet van het gesprek en bereid is eventueel zijn voedingsgewoonten te veranderen. De bedoeling van het gesprek dient daarom duidelijk te worden uitgelegd.

Het belangrijkste bij het afnemen van de voedingsanamnese is dat er een vertrouwensrelatie bestaat tussen de diëtist en de ondervraagde. De ondervraagde moet zich op zijn gemak voelen. Hij heeft dan de rust om goed na te denken en zal eerlijker informatie verschaffen.

Van de diëtist wordt verwacht dat zij objectief en geïnteresseerd luistert. Zij moet vooral niet meteen afwijzend reageren op de huidige voedingsgewoonten van de ondervraagde en geen suggestieve vragen stellen. Ook moet de diëtist zich realiseren dat het voor de respondent erg lastig kan zijn om goed weer te geven welk type voedingsmiddelen en hoeveel daarvan hij heeft gebruikt. De diëtist kan hierop inspelen door vragen te stellen die respondenten gemakkelijk kunnen beantwoorden en ze waar mogelijk te helpen bij het vaststellen van voedingsmiddelen en portiegroottes door te anticiperen op de antwoorden en zo nodig hulpmiddelen te gebruiken.

Het is raadzaam regelmatig samen te vatten wat de ondervraagde heeft gezegd. Daardoor krijgt deze het gevoel dat hij goed wordt begrepen. Bovendien wordt hij dan in de gelegenheid gesteld om correcties of aanvullingen te geven. Het is van belang om aandacht te besteden aan een goede gespreksvoering. Niet alleen verbetert een goede anamnese de kwaliteit van de informatie, maar de ondervraagde volgt het advies ook vaak beter op als hij tevreden is over het gesprek.

Voedingsanamnese, voedingsadviezen en leefgewoonten

Het valt niet mee om gewoonten die men al jaren heeft te veranderen. Daar komt bij dat de veranderingen in de voeding die door een arts of diëtist worden aanbevolen, meestal niet als prettig worden ervaren. De meeste mensen krijgen het advies minder te eten van voedingsmiddelen waar ze van houden of juist meer te eten van voedingsmiddelen die ze liever laten staan. Het streven is een advies waarmee met zo min mogelijk veranderingen in de voedingsgewoonten toch het gewenste doel wordt bereikt. Daarbij moet ook rekening worden gehouden met de leefgewoonten. Bijvoorbeeld bij iemand die veel zakenlunches heeft, moeten de veranderingen vooral plaatsvinden in de maaltijden die hij thuis gebruikt. Het heeft weinig zin hem te adviseren om iedere dag als lunch twee sneetjes brood en een glas melk te nuttigen. Het zal ook weinig effect hebben om een persoon te adviseren minder vet te eten als hij zelf geen invloed heeft op de bereiding of inkoop van zijn maaltijden.

Het is dus van belang dat in de voedingsanamnese behalve naar de voedingsgewoonten ook naar de leefgewoonten in ruimere zin wordt geïnformeerd. Een voedingsadvies dat is afgestemd op de bestaande gewoonten van een individu heeft namelijk de meeste kans van slagen.

2.8   Beschouwing

Voedselconsumptie is lastig te meten en er is niet één techniek die voor elk doel en elke toepassing geschikt is. Als een techniek echter zorgvuldig wordt gekozen voor het doel van de voedselconsumptiemeting en bij de interpretatie van de gegevens rekening wordt gehouden met consequenties van mogelijk opgetreden fouten, kan een voedselconsumptiemeting waardevolle informatie opleveren voor voedingsonderzoek en voor het vaststellen van de voedingsinneming van cliënten in de (poli)kliniek.

Referenties

Beaton G. Approaches to analysis of dietary data: relationships between planned analyses and choice of methodology. *Am J Clin Nutr* 1994; 59(suppl): 253S–261S.

Biro G, Hulshof KFAM, Ovesen L, Amorim Cruz JA. Selection of methodology to assess food intake. *Eur J Clin Nutr* 2002; 56(Suppl. 2): S25–S32.

Black AE, Coward WA, Cole TJ, Prentice AM. Human energy expenditure in affluent societies: an analyses of 547 doubly labelled water measurements. *Eur J Clin Nutr* 1996; 50: 72–92.

Bland JH, Altman DG. Statistical methods for assessing agreement between two methods of clinical measurement. *The Lancet* 1986; 1: 307–310.

Boer EJ de, Slimani N, Veer P van 't, e.a. Rationale and methods of the European Food Consumption Validation (EFCOVAL) Project. *Eur J Clin Nutr* 2011; 65(Suppl 1): S1–4.

Boer EJ de, Westenbrink S, Hulshof KFAM. *Dietary assessment in children.* Rapport 6655. Zeist: TNO KvL, 2005.

Brants H, Stafleu A, Doest D ter, Hulshof K. Ontwikkeling van een voedselfrequentievragenlijst: energie-inneming van kinderen van 2 tot en met 12 jaar. *Voeding Nu* 2006; 8(2): 25–28.

Brussaard JH, Löwik MRH, Steingrimsdóttir L, e.a. A European food consumption survey method – Conclusions and recommendations. *Eur J Clin Nutr* 2002; 56(Suppl. 2): S89–S94.

Cade JE, Burley VJ, Warm DL, Thompson RL, Margetts BM. Food-frequency questionnaires: a review of their design, validation and utilization. *Nutr Res Rev* 2004; 17: 5–22.

Cameron ME, Staveren WA van. *Manual on methodology for food consumption studies.* Oxford University Press, 1988.

Dekkers AL, Verkaik-Kloosterman J, Rossum CT van, Ocké MC. SPADE, a new statistical program to estimate habitual dietary intake from multiple food sources and dietary supplements. *J Nutr* 2014; 144(12): 2083–2091.

Donders-Engelen M, Heijden L van der, Hulshof K. *Maten, Gewichten en Codenummers 2003.* WUR en TNO Voeding. Wageningen: WUR, 2003.

EFSA. Guidance on the EU Menu methodology. *EFSA journal.* 2014;12: 3944.

FAO/WHO/UNU. *Report of a joint expert consultation. Energy and protein requirements.* WHO Techn. Rep. Series no. 724. Genèva, 1985.

Feunekes GIJ, Staveren WA van, Vries JHM de, Burema J, Hautvast JGAJ. Relative and biomarker-based validity of a food frequency questionnaire estimating the intake of fats and cholesterol. *Am J Clin Nutr* 1993; 58: 489–496.

Freedman LS, Midthune D, Carroll RJ, Krebs-Smith S, Subar AF, Troiano RP, Dodd K, Schatzkin A, Bingham SA, Ferrari P, Kipnis V. Adjustments to Improve the Estimation of Usual Dietary Intake Distributions in the Population. *J Nutr* 2004; 134: 1836–1843.

Goldberg GR, Black AE, Jebb SA, Cole TJ, Murgatroyd PR, Coward WA, Prentice AM. Critical evaluation of energy intake data using principles of energy physiology. *Eur J Clin Nutr* 1991; 45: 569–581.

Hiemstra GK, Roos NM, Vries JHM de, e.a. Anamnesemethode: snel en doelmatig? *Ned Tijdschr v Diëtisten* 2005: 88–96.

Hulshof K, Jansen M. Zo eten jonge peuters in Nederland. *Voeding Nu* 2003; 6: 9–13.

Illner AK, Freisling H, Boeing H, Huybrechts I, Crispim SP, Slimani N. Review and evaluation of innovative technologies for measuring diet in nutritional epidemiology. *Int J Epidemiol* 2012; 41: 1187–1203.

Jenab M, Slimani N, Bictash M, Ferrari P, Bingham SA. Biomarkers in nutritional epidemiology: applications, needs and new horizons. *Hum Genet* 2009; 125(5–6): 507–525.

Lee L van. *The Dutch healthy diet index. Development, evaluation and application.* Proefschrift Wageningen Universiteit 2014.

Livingstone MBE, Black AE. Markers of the validity of reported energy intake. *J Nutr* 2003; 133: 895S–920S.

Molag M. Towards transparent development at food frequency questionnaires. Scientific basis of the Dutch FFQ-TOOL®: a computer system to generate, apply and process FFQ's. Proefschrift, Wageningen Universiteit, 2010.

Nelson M, Bingham SA. Assessment of food consumption and nutrient intake. In: Margetts BM, Nelson M (eds). *Design Concepts in Nutritional Epidemiology.* 2nd ed. Oxford University Press, 1996.

Ocké MC, Kaaks RJ. Biochemical markers as additional measurements in dietary validity studies: application of the methods of triads with examples from the European Prospective Investigation into Cancer and Nutrition. *Am J Clin Nutr* 1997; 65(Suppl): 1240S–1245S.

Ocké MC, Rossum CTM van, Boer EJ de, A D Van der. *Het Voedingspeilingsysteem. Aanpassing van de meerjarenvisie anno 2012*. Bilthoven: RIVM, 2012. Contract No.: RIVM Rapport 350061001/2012.

Ocké MC, Buurma-Rethans EJM, Boer EJ de, Wilson-van den Hooven C, Etemad-Ghameslou Z, Drijvers JJMM, Rossum CTM van. *Dutch National Food Consumption Survey Older adults 2010-2012: Diet of community-dwelling older adults*: Bilthoven: RIVM, 2013. Report No.: 050413001.

Ocké M, Brants H, Dofkova M, Freisling H, van Rossum C, Ruprich J, Slimani N, e.a. Feasibility of dietary assessment methods, other tools and procedures for a pan-European food consumption survey among infants, toddlers and children. *Eur J Nutr* 2015; 54: 721–732.

Palaniappan U, Cue RI, Payette H, e.a. Implications of day-to-day variability on measurements of usual food and nutrient intakes. *J Nutr* 2003; 133: 232–235.

RIVM. Website Voedselconsumptiepeiling. Beschikbaar via: www.rivm.nl/Onderwerpen/V/Voedselconsumptiepeiling.

Rossum CTM van, Fransen HP, Verkaik-Kloosterman J, Buurma EJM, Ocké MC. *Dutch National Food Consumption Survey 2007-2010: Diet of children and adults aged 7 to 69 years*. Bilthoven: RIVM, 2011. Contract No.: RIVM-report 350070006.

Schofield WN, Schofield C, James WPT. Basal metabolic rate. *Hum Nutr Clin Nutr* 1985; 39C(suppl.): 1–96.

Souverein OW, Dekkers AL, Geelen A, Haubrock J, Vries JH de, Ocké MC, Harttig U, Boeing H, Veer P van 't. EFCOVAL Consortium. Comparing four methods to estimate usual intake distributions. *Eur J Clin Nutr* 2011; 65(Suppl 1): S92–101.

Staveren WA van, Groot CPGM de, Blauw YH, Wielen RPJ. Assessing diets of elderly people: problems and approaches. *Am J Clin Nutr* 1994; 59: 221S–223S.

Staveren WA van, Ocké MC, Vries JHM de. *Estimation of Dietary Intake. Present Knowledge in Nutrition* (p. 1012–1026). Washington D.C.: ILSI, 2012.

Subar AF, Dodd KV, Guenther PM, e.a. The food propensity questionnaire: concept, development and validation for use as a covariate in a model to estimate usual food intake. *J Am Diet Assoc* 2006; 106: 1556–1563.

Thompson FE, Subar AF (2008). Dietary assessment methodology. In: Coulston A, Boushey C (eds): *Nutrition in the prevention and treatment of disease, ed 2*. Amsterdam. http://appliedresearch.cancer.gov/diet/adi/thompson_subar_dietary_assessment_methodology.pdf.

Trabulski J, Schoeller DA. Evaluation of dietary assessment instruments against doubly labeled water, a biomarker of habitual energy intake. *Am J Physiol Endocrinol Metab* 2001; 281: E891–E899.

Verkleij-Hagoort AC, Vries JHM de, Stegers MPG, Lindemans J, Ursem NTC, Steegers-Theunissen RPM. Validation of the assessment of folate and vitamin B12 intake in women of reproductive age: the method of triads. *Eur J Clin Nutr* 2007; 61: 610–615.

Vries JHM de, Zock PL, Mensink RP, Katan MB. Underestimation of energy intake by 3d-records compared with energy intake to maintain body weight in 269 non-obese adults. *Am J Clin Nutr* 1994; 60: 855–860.

Vries JHM de, Groot SDW de, Runia S, Remijnse TAW, Staveren WA van. Het ontwikkelen van evidence-based richtlijnen voor diëtistisch handelen. *Ned Tijdschr Diëtisten* 2003; 2: 33–39.

Waijers PMCM, Ocké MC. *A diet quality score for the Netherlands?* Bilthoven: RIVM, 2005. Report 350060001/2005.

Westerterp KR, Goris AHC. Validity of the assessment of dietary intake: problems of misreporting. *Curr Opin Clin Nutr Metab Care* 2002; 5: 489–493.

Willet WC. *Nutritional Epidemiology*. 3nd ed. New York: Oxford University Press, 2012.

Young LR, Nestle M. Expanding portion size in the US marketplace: implications for nutrition counselling. *J Am Diet Assoc* 2003; 103: 231–234.

Hoofdstuk 3
Het Nederlandse voedingspeilingsysteem

December 2015

C.T.M. van Rossum, E.J. de Boer en M.C. Ocké

Samenvatting

Vanaf 1987 worden in Nederland voedselconsumptiepeilingen uitgevoerd. De methodiek van de drie voedselconsumptiepeilingen vóór het jaar 2000 bestond uit een tweedaags voedseldagboekje voor huishoudens. Na 2000 vormden twee 24-uurs-voedingsnavragen de basis van de voedselconsumptiepeilingen. Het huidige voedingspeilingsysteem bestaat uit drie modules. Module 1 is de belangrijkste. Dit is de basisgegevensverzameling, een semicontinue voedselconsumptiepeiling verkregen via een representatieve steekproef van de algemene Nederlandse bevolking. Module 2 richt zich op voedingsstatusonderzoek van de algemene bevolking. Voedingsstatusonderzoek geeft inzicht in de gehalten van specifieke vitaminen en mineralen in bloed of urine. Module 3 omvat aanvullend onderzoek, afhankelijk van beleidsbehoeften. Door het voedingspeilingsysteem komt informatie beschikbaar over de consumptie van voedingsmiddelen en de daarmee samenhangende inname van energie, voedingsstoffen en potentieel schadelijke stoffen. In dit hoofdstuk wordt ingegaan op de opzet en uitvoering van de voedselconsumptiepeilingen en wordt aan de hand van enkele voorbeelden het gebruik van de gegevens toegelicht.

3.1 Inleiding

Sinds 1987 kent Nederland een voedingspeilingsysteem waarmee inzicht wordt verkregen in de voedselconsumptie van de bevolking. De aanleiding voor een dergelijk systeem vormde de opvatting van de toenmalige Voedingsraad (huidige Gezondheidsraad) dat periodiek verzamelde gegevens over de voedselconsumptie en de voedingstoestand voor de overheid een belangrijk uitgangspunt zouden moeten zijn bij de voorbereiding, uitvoering en evaluatie van het voedingsbeleid in Nederland (Voedingsraad, 1987). In 2011 is bevestigd dat de Voedselconsumptiepeiling een belangrijk monitoringsinstrument is voor de uitvoering van de beleidsthema's

C.T.M. van Rossum ✉ · E.J. de Boer, · M.C. Ocké
voedingskundigen, Rijksinstituut voor Volksgezondheid en Milieu (RIVM), Bilthoven

© 2015 Bohn Stafleu van Loghum, onderdeel van Springer Media BV
M. Former et al. (Red.), *Informatorium voor Voeding en Diëtetiek,*
DOI 10.1007/978-90-368-1075-3_3

'Gezondheidsbescherming', 'Gezonde leefstijl' en 'Informatieverstrekking naar de consument' (Ocké e.a., 2012).

De eerste landelijke voedselconsumptiepeiling vond plaats in 1987-1988, in 1992 gebeurde dat voor de tweede keer en de derde voedselconsumptiepeiling is uitgevoerd in 1997-1998. Deze drie voedselconsumptiepeilingen werden gecoördineerd door TNO-Kwaliteit van Leven. Vanwege veranderde beleidsbehoeften, sociaal-demografische ontwikkelingen, trends in voedingsgewoonten en ontwikkelingen met betrekking tot onderzoeksmethoden werd na de derde voedselconsumptiepeiling geconcludeerd dat er behoefte was aan een nieuw voedingspeilingsysteem (Ocké e.a., 2005). Na een pilotstudie, uitgevoerd in 2003 (Ocké e.a., 2004), is in opdracht van het ministerie van Volksgezondheid, Welzijn en Sport gestart met de implementatie van het nieuwe systeem. Sinds 2003 worden de voedselconsumptiepeilingen en gerelateerde onderzoeken gecoördineerd door het RIVM. De opzet van het huidige voedingspeilingsysteem wordt beschreven in dit hoofdstuk. Tabel 3.1 toont de voedselconsumptiepeilingen die zijn uitgevoerd in de periode 1987-2017.

3.2   Opzet en uitvoering van het voedingspeilingsysteem

3.2.1   De modules van het voedingspeilingsysteem

Het voedingspeilingsysteem omvat drie modules (Ocké e.a., 2012). In figuur 3.1 is de opzet hiervan weergegeven. Hierna volgt een korte omschrijving van de opzet en uitvoering van iedere module.

Voedselconsumptiepeiling onder de algemene bevolking
Het onderzoek is zodanig opgezet dat op (semi)continue basis gegevens over de voedselconsumptie van de algemene Nederlandse bevolking worden verzameld. In 2007-2010 is een voedselconsumptiepeiling uitgevoerd onder de algemene bevolking van 7 tot 69 jaar (VCP-Basis). Vanaf 2012 is de leeftijdscategorie voor de VCP-Basisgegevensverzameling verruimd: van 1 tot 79 jaar. De deelnemers worden geworven uit een consumentenpanel. Voor algemene informatie vullen de deelnemers een schriftelijke vragenlijst in. De voedselconsumptiemethode bestaat uit twee 24-uursvoedingsnavragen op niet-aaneengesloten, onafhankelijke dagen. Voor de jongste en oudste leeftijdsgroepen wordt deze methodiek gecombineerd met dagboekjes. De opzet en uitvoering van de voedselconsumptiepeiling onder de algemene bevolking wordt verderop beschreven (par. 3.2.2).

Voedingsstatusonderzoek
Voedingsstatusonderzoek is sinds 2005 een belangrijk onderdeel binnen het Nederlandse Voedingspeilingsysteem. Statusonderzoek bestaat uit het uitvoeren van metingen in bloed en/of urine om een beeld te krijgen van de niveaus van micronutriënten

Tabel 3.1 Nederlandse voedselconsumptiepeilingen in de periode 1987-2017.

Naam	Periode	Leeftijdsgroep	Referentie
VCP-1	1987-1988	1 jaar en ouder	Wat eet Nederland, 1988
VCP-2	1992	1 jaar en ouder	Zo eet Nederland 1992, 1993
VCP-3	1997-1998	1 jaar en ouder	Zo eet Nederland, 1998
VCP-Jong volwassenen	2003	19-30 jaar	Hulshof e.a., 2004
VCP-Kinderen	2005-2006	2-6 jaar	Ocké e.a., 2008
VCP-Basis	2007-2010	7-69 jaar	Van Rossum e.a., 2011
VCP-Zelfstandig wonende ouderen	2010-2012	70 jaar en ouder	Ocké e.a., 2015.
VCP-Basis	2012-2017	1 jaar en ouder	

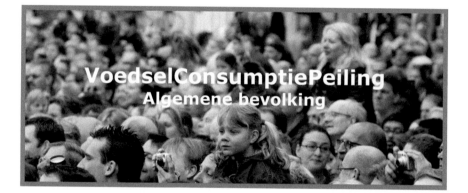

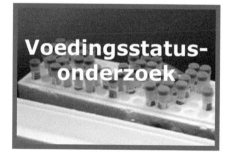
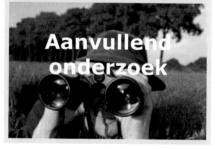

Figuur 3.1 Opzet voedingspeilingsysteem sinds 2012.

of schadelijke stoffen in het lichaam. Dit type onderzoek kan worden ingezet als resultaten uit voedselconsumptieonderzoek wijzen op mogelijke knelpunten in de voeding. Door middel van de metingen in bloed of urine wordt getoetst of er daadwerkelijk sprake is van een inadequate voorziening van vitaminen en mineralen in de bevolking. Daarnaast kan met voedingsstatusonderzoek de inname van specifieke micronutriënten of potentieel gevaarlijke chemische stoffen worden nagegaan, die niet nauwkeuring genoeg te meten zijn met voedselconsumptieonderzoek. In 2006 en 2010 is met dit doel onderzoek uitgevoerd naar de natrium- en jodiuminname van volwassenen, in samenwerking met de Doetinchem Cohort Studie (Hendriksen e.a., 2011). In november 2015 is het onderzoek opnieuw uitgevoerd, maar de resultaten ervan hebben we in dit hoofdstuk niet kunnen meenemen. Ook kan er om praktische redenen voor gekozen worden om bij bepaalde bevolkingsgroepen als eerste voedingsstatusonderzoek uit te voeren in plaats van voedselconsumptieonderzoek.

Aanvullend onderzoek
Voor specifieke onderwerpen of doelgroepen kan aanvullend onderzoek gewenst zijn. Tot nu toe heeft dit aanvullende onderzoek zich gericht op de voedselconsumptie van een aantal groepen uit de bevolking met specifieke voedingsbehoeften en/ of voedingsgewoonten. In de periode 2005-2006 is een onderzoek uitgevoerd onder kinderen van 2-6 jaar (VCP-Kinderen) (Ocké e.a., 2008) en in 2010-2012 onder zelfstandig wonende ouderen van 70 jaar en ouder (VCP-Zelfstandig wonende ouderen) (Ocké e.a., 2013). Binnen het HELIUS-onderzoek (HEalthy Life In An Urban Setting) is de voedselconsumptie van vijf etnische groepen in Amsterdam in beeld gebracht in de periode 2011-2013. Het betrof volwassenen met een Turkse, Marokkaanse, Surinaamse (creools en hindoestaans) of Nederlandse afkomst. Dit onderzoek, waarvan de resultaten nog niet bekend zijn, is een samenwerkingsverband tussen het AMC-UvA, RIVM en WUR. Deze vijf groepen waren niet opgenomen in de voedselconsumptiepeiling onder de algemene bevolking omdat een aangepast voedselconsumptieonderzoek of een aangepaste wervingsmethode nodig waren. Sinds 2012 maken de jonge kinderen en de ouderen wel onderdeel uit van de voedselconsumptiepeiling onder de algemene bevolking (par. 3.2.2).

3.2.2   De voedselconsumptiepeiling onder de algemene bevolking

Onderzoekspopulatie

De doelpopulatie van de voedselconsumptiepeiling onder de algemene bevolking bestaat uit alle in Nederland wonende mannen en vrouwen, en jongens en meisjes, ongeacht hun nationaliteit, met uitzondering van zwangere vrouwen en vrouwen die borstvoeding geven, geïnstitutionaliseerde individuen en personen die de Nederlandse taal niet of onvoldoende beheersen. De onderzoekspopulatie dient een representatieve afspiegeling te vormen van de Nederlandse bevolking. Deelnemers zijn afkomstig uit een representatief consumentenpanel van een marktonderzoeksbureau. Personen uit dit panel nemen deel aan allerlei typen onderzoek en zijn niet geselecteerd op basis van voedingskenmerken. Deelnemers mogen in de afgelopen vier jaar niet bij een van de andere voedselconsumptiepeilingen betrokken zijn geweest.
De peiling van 2007-2010 omvatte de leeftijdsgroep 6-69-jarigen; de peiling van 2012-2017 richt zich op 1-79-jarigen. Over een periode van vier jaar worden ge-

gevens verzameld van ruim 4000 personen. De indeling in leeftijdsgroepen is als volgt: 1-3 jaar, 4-8 jaar, 9-13 jaar, 14-18 jaar, 19-30 jaar, 31-50 jaar, 51-70 jaar en 71-79 jaar. Deze indeling sluit aan bij de door de Gezondheidsraad gehanteerde leeftijdsindeling in het kader van de voedingsnormen. De representativiteit van de onderzoekspopulatie wordt gewaarborgd op: leeftijd en geslacht binnen iedere leeftijdsgroep, regio, woonplaats (mate van verstedelijking) en opleiding (bij kinderen tot 18 jaar die van de ouders/verzorgers).

Verzameling van de gegevens

Algemene vragenlijst

Na toezegging tot deelname ontvangen de deelnemers, schriftelijk of via een link, een algemene vragenlijst. Voor de verschillende leeftijdsgroepen zijn verschillende vragenlijsten beschikbaar. Het contact met kinderen van 1-15 jaar loopt in eerste instantie via de ouders/verzorgers. De vragen hebben betrekking op een aantal achtergrond- en leefstijlfactoren, waaronder het lichamelijk activiteitenpatroon, roken, alcoholgebruik, opleidingsniveau, gezinssituatie en de consumptiefrequentie van een aantal (groepen) voedingsmiddelen en voedingssupplementen.

Voedingsnavraag

Een speciaal daartoe getrainde diëtist interviewt de deelnemer twee keer over alles wat die op een bepaalde dag heeft gegeten en gedronken. De manier waarop dat gebeurt, verschilt per leeftijdsgroep:

- Kinderen van 1 tot 8 jaar worden voor het eerste interview thuis bezocht. Tijdens dit interview wordt aan de ouder/verzorger gevraagd wat het kind de dag voor het interview gegeten en gedronken heeft en worden ook de lengte en het gewicht van het kind gemeten door de interviewer. Enkele weken later vindt het tweede interview telefonisch plaats. Beide interviews vinden op afspraak plaats en de ouder/verzorger vult op de dag voorafgaand aan beide interviews een voedingsdagboekje in.
- Kinderen van 9 tot 15 jaar worden op afspraak twee keer thuis bezocht voor een interview met kind en ouder/verzorger. Tijdens dit interview neemt de interviewer door wat het kind de dag voor het interview gegeten en gedronken heeft. Bij het eerste huisbezoek worden ook de lengte en het gewicht van het kind gemeten door de interviewer.
- Personen van 16-70 jaar worden twee keer, op een voor de deelnemer onbekende dag, telefonisch geïnterviewd over de voeding. Lengte en gewicht worden bij het eerste interview nagevraagd.
- Deelnemers vanaf 70 jaar worden voor het eerste interview, op afspraak, thuis bezocht. Tijdens dit interview neemt de interviewer door wat de deelnemer de

dag voorafgaand aan het interview gegeten en gedronken heeft. De interviewer meet lichaamsgewicht, buikomvang en armomtrek en vraagt lengte na. In overleg met de deelnemer is het tweede interview telefonisch of tijdens een huisbezoek. De deelnemer vult de dag voorafgaand aan beide interviews een voedingsdagboekje in.

De periode tussen het eerste en tweede interview bedraagt circa vier weken. Het streven is om alle dagen van de week in gelijke mate in het onderzoek te laten voorkomen.

De interviewers maken gebruik van een computergestuurd interviewprogramma voor 24-uursvoedingsnavraag (GloboDiet®, voorheen EPIC-Soft, IARC), waarbij de antwoorden direct in de computer worden ingevoerd (Slimani e.a., 2000). De 24-uursnavraag betreft de periode van het opstaan op de dag waarover de voedselconsumptie wordt nagevraagd tot het opstaan op de volgende dag (de dag waarop het interview gehouden wordt). De consumptie op zaterdag wordt op de maandag erna nagevraagd. Het voedingsinterview met GloboDiet® omvat de volgende onderdelen:

1. Het vastleggen van algemene gegevens van de deelnemer (waaronder geboortedatum, lengte en gewicht) en van de dag van navraag. Verder het eventueel volgen van een dieet of voedingsvoorschrift, en of de navraagdag een bijzondere dag was, bijvoorbeeld een feestdag of tijdens een vakantie.
2. Per consumptiemoment het vastleggen van tijdstip, plaats en voedingsmiddelen op hoofdlijnen.
3. Het beschrijven en kwantificeren van de onder punt 2 gerapporteerde voedingsmiddelen. Per voedingsmiddel worden waar mogelijk nadere specificaties gevraagd en vastgelegd, zoals de bereidingswijze of het vetgehalte.
4. Controle van de gegevens op hoeveelheden (waarschuwing bij overschrijden van de grenswaarde) en ontbrekende informatie en controle op basis van een globale berekening van de inname van energie en macrovoedingsstoffen.
5. Het vastleggen van het gebruik van vitamine- en mineralenpreparaten.

Verwerking en rapportage van de gegevens

De gegevensverzameling wordt uitgevoerd door een marktonderzoeksbureau. Maandelijks worden de verzamelde gegevens naar het RIVM gestuurd. Opmerkingen die tijdens het interview zijn gemaakt over bijvoorbeeld specifieke producten of over de samenstelling van gerechten die niet standaard in het GloboDiet®-programma te vinden waren, worden verwerkt. Bovendien worden de gegevens op een aantal standaardaspecten gecontroleerd en indien nodig verbeterd.

Om uit de voedselconsumptiegegevens de inname van energie en voedingsstoffen te kunnen berekenen worden de gerapporteerde voedingsmiddelen voorzien van de best passende NEVO-code uit de meest recente versie van de NEVO-tabel. Na de berekening van de inname van energie en voedingsstoffen voor iedere respondent heeft per voedingsstof een beoordeling van de extreme waarden plaats. Voor de berekening van de hoeveelheid nutriënten uit voedingssupplementen wordt gebruikgemaakt van het Nederlands supplementenbestand (NES) (Buurma-Rethans e.a., 2008).

De voedselconsumptie gemeten over twee dagen is een slechte schatting van de gebruikelijke voedselconsumptie door dag-tot-dagvariatie in de voeding. Met statistische modellering kan de gebruikelijke inname geschat worden. Hiervoor wordt SPADE-software gebruikt (Dekkers e.a., 2014). Voor het vergelijken met voedingsnormen is de gebruikelijke inname van belang. De resultaten op het niveau van voedingsmiddelen en voedingsstoffen worden voor de totale populatie door middel van weegfactoren zo berekend dat ze een representatieve afspiegeling vormen van de Nederlandse bevolking.

In de rapporten van de voedselconsumptiepeilingen wordt inzicht gegeven in:

- de gemiddelde voedselconsumptie en spreiding in consumptie voor voedingsmiddelengroepen naar leeftijd en geslacht;
- de gemiddelde inname van energie en voedingsstoffen en de spreiding in de inname naar leeftijd en geslacht;
- de verdeling van de inname van voedingsmiddelengroepen en voedingsstoffen naar eetmoment en plaats van consumptie;
- de evaluatie van de voedselconsumptie en voedingsstofinname ten opzichte van de voedingsnormen; een toepassing hiervan is beschreven in par. 3.4.1;
- het voedingsmiddelengebruik naar achtergrondkenmerken van de respondenten (bijv. opleiding). Een toepassing hiervan is beschreven in par. 3.4.2;
- de bijdrage van verrijkte voedingsmiddelen en voedingssupplementen aan de totale inname van een voedingsstof; een toepassing hiervan is beschreven in par. 3.4.3;
- de bijdrage van voedingsmiddelen(groepen) aan de energie- en voedingsstoffenvoorziening; een toepassing hiervan is beschreven in par. 3.4.4.

De VCP-rapporten zijn te vinden op de website www.voedselconsumptiepeiling. nl. In aanvulling op de rapporten staan op de website tabellen en memo's met meer gedetailleerde resultaten van de voedselconsumptiepeilingen. De resultaten in de tabellen zijn bijvoorbeeld opgesplitst naar diverse kenmerken, zoals leeftijd, geslacht, regio en BMI.

3.2.3 *Internationale aansluiting*

Een van de doelstellingen van de European Food Safety Authority (EFSA) is om de beschikking te hebben over goede, gedetailleerde en geharmoniseerde voedselconsumptiegegevens om de blootstelling aan potentieel gevaarlijke stoffen via de voeding in Europa te schatten. Daarom heeft de EFSA in 2009 richtlijnen gepubliceerd voor het uitvoeren van geharmoniseerde pan-Europese voedselconsumptiepeilingen (EFSA, 2009). Deze richtlijnen waren gebaseerd op de resultaten van twee

Europese onderzoeken: EFCOSUM en EFCOVAL (Hulshof e.a., 2002; Wilson-van den Hooven, 2008).

Op basis van twee haalbaarheidsonderzoeken, één bij kinderen en één bij volwassenen, en twee methodologische studies, zijn de 2009 – richtlijnen in 2014 nader uitgewerkt tot een leidraad (EFSA, 2014). De leidraad geeft aan dat voedselconsumptiedata verzameld moeten worden voor twee niet-opeenvolgende dagen. Voor zuigelingen en kinderen vindt de dataverzameling plaats door middel van voedingsdagboekjes, gevolgd door een computergestuurd interview met een ouder/verzorger; voor alle andere leeftijdsgroepen met de computergestuurde 24-uursvoedingsnavraagmethode. De geconsumeerde voedingsmiddelen moeten in detail worden beschreven in overeenstemming met het FoodEx2-voedselclassificatiesysteem.

Om de consumptiefrequenties van een aantal minder vaak gegeten voedingsmiddelen en van voedingssupplementen te verzamelen wordt een korte voedselfrequentievragenlijst voorgeschreven. Bovendien is het nodig om informatie over het gewicht, de lengte en lichaamsbeweging bij deelnemers te verzamelen in het voedselconsumptieonderzoek. De Nederlandse voedselconsumptiepeilingen voldoen aan de leidraad van de EFSA.

3.3   Gebruik van de gegevens

Het uitgangspunt van het voedingspeilingsysteem is dat er gegevens worden verzameld die voor veel verschillende vraagstellingen worden benut. Dit zijn vraagstellingen op het gebied van gezondheidsbescherming, voedselveiligheid, duurzaamheid en informatieverstrekking aan de consument (figuur 3.2).

Voorbeelden waar de gegevens van het voedingspeilingsysteem voor worden gebruikt zijn:

- het evalueren van de voedselconsumptie in Nederland ten opzichte van de voedingsnormen;
- het opstellen van een referentievoeding waartegen gegevens kunnen worden afgezet in kleinschalig voedselconsumptieonderzoek bij specifieke groepen van de bevolking;
- het onderbouwen van de referentievoedingen als onderdeel van de richtlijnen voor een goede voedselkeuze;
- het volgen van ontwikkelingen in de voedingsgewoontes van verschillende bevolkingscategorieën en het verkrijgen van inzicht in de inname van macro- en micronutriënten;
- het vaststellen van risicogroepen;
- het inzichtelijk maken van verschillen in consumptie ten behoeve van doelgroepssegmentatie in de voedingsvoorlichting;
- het uitvoeren van simulatieonderzoek in het kader van het verrijkingsbeleid van de overheid;
- het evalueren van de duurzaamheidsaspecten van de Nederlandse voeding;

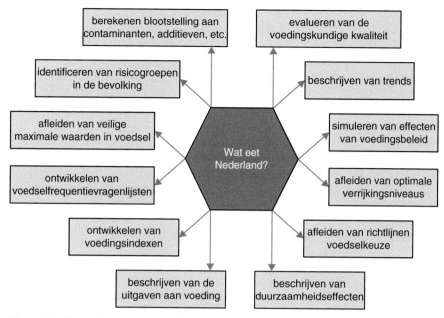

Figuur 3.2 Toepassingen van het voedingspeilingsysteem.

- evaluatie van maatregelen die gericht zijn op beïnvloeding van het voedingspatroon van bevolkingscategorieën;
- het schatten van de blootstelling aan additieven, residuen en contaminanten via de voeding.

In IVD 'Voeding van de gezonde volwassene' (E.J. de Boer, M.C. Ocké en C.T.M. van Rossum) wordt de voeding van Nederlandse volwassenen beschreven. Op de website www.voedselconsumptiepeiling.nl staan de publicaties van het RIVM die gebaseerd zijn op de voedselconsumptiepeilingen. Verder maken ook onderzoekers bij instituten, fabrikanten en universiteiten gebruik van de gegevens. Veelal voldoen de eerder genoemde rapporten en detailtabellen voor het beantwoorden van hun vraagstellingen. De gegevens kunnen ook voor andere vragen worden opgevraagd. Uitleg hierover staat op de genoemde website.

3.4 Toepassing in de praktijk

Aan de hand van een aantal voorbeelden wordt het gebruik van de gegevens uit de voedselconsumptiepeilingen ten behoeve van voedingsbeleid en diëtetiek in de praktijk geïllustreerd. Gekozen is voor het toelichten van het toetsen van de inname ten opzichte van de voedingsnormen (par. 3.4.1), het beschrijven van het voedingsmiddelengebruik en de voedingsstoffeninname naar sociaal-demografische kenmerken (par. 3.4.2), het schatten van de bijdrage van verrijkte voedingsmiddelen en supplementen aan de inname (par. 3.4.3) en het verkrijgen van inzicht in de bronnen van zoutinname (par. 3.4.4).

3.4.1 Beoordelen van de inname van voedingsstoffen

Een van de belangrijkste toepassingen van de gegevens uit de voedselconsumptiepeilingen is om na te gaan hoeveel mensen in de Nederlandse bevolking mogelijk een te hoge of te lage inname van voedingsstoffen hebben. Hiervoor wordt de inname van een voedingsstof vergeleken met de voedingsnormen. De voedingsnormen geven aan hoeveel voedingsstoffen mannen en vrouwen van verschillende leeftijden nodig hebben voor hun gezondheid. Voor een correcte beoordeling van de inname ten opzichte van de voedingsnormen is niet de gemiddelde inname over twee gemeten dagen van belang, maar de inname over een langere periode. Dit wordt de gebruikelijke inname genoemd. Met statistische methoden is het mogelijk om op basis van de gemeten inname op twee dagen, deze gebruikelijke inname te schatten. Dit wordt gedaan door de binnenpersoonsvariatie te verwijderen (zie ook www.SPADE.nl).

De voedingsnormen, zoals die zijn opgesteld door de Gezondheidsraad, zijn bedoeld voor een gezonde populatie (zie www.gezondheidsraad.nl). Het type voedingsnorm bepaalt hoe de inname van een voedingsstof beoordeeld kan worden. De aanbevolen hoeveelheid is die inname die voor vrijwel alle mensen (97,5%) in een groep voldoende is (Gezondheidsraad, 2003). Het percentage van de bevolking met een inname die lager is dan de aanbevolen hoeveelheid is dus geen indicator voor het percentage mensen met een onvoldoende voorziening. Hiertoe wordt aanbevolen om het percentage van de bevolking met een inname onder de gemiddelde behoefte te nemen (Institute of Medicine, 2000).

Lang niet bij alle voedingsstoffen is er voldoende informatie om een gemiddelde behoefte en aanbevolen hoeveelheid vast te stellen. In die gevallen is er door de Gezondheidsraad een adequate inname geschat. Dit is het niveau van inname dat toereikend lijkt te zijn voor vrijwel de gehele populatie. De adequate inname is veelal hoger dan de verwachte aanbevolen hoeveelheid (Gezondheidsraad, 2003). In het geval van een adequate inname kan de inname alleen kwalitatief beoordeeld worden. Als de mediaan van de gebruikelijke inname hoger is dan de adequate inname, is de prevalentie van een onvoldoende voorziening laag. Als dit niet zo is, kan de inname helaas niet beoordeeld worden (Institute of Medicine, 2000).

De toepassing in dit voorbeeld is gebaseerd op de voedselconsumptiepeiling onder zelfstandig wonende ouderen (70-plussers) uit 2010-2012 (Ocké e.a., 2013). In figuur 3.3 zijn het gemiddelde en een aantal percentielwaarden van de gebruikelijke inname van vitamine B6, foliumzuur en vitamine B12 weergegeven. De P5 geeft die inname weer waar 5 procent van de populatie onder zit en 95 procent boven, enzovoort.

voedingsstof	geslacht[a]	bron	gem.	P5	P25	P50	P75	P95	gemiddelde behoefte	% met inname < gemiddelde behoefte	adequate inname	% met inadequate inname
vitamine B1 (mg/dag)	mannen	voedingsmiddelen	1.12	0.65	0.88	1.07	1.32	1.76			1.1	geen conclusie
	mannen	voedingsmiddelen en supplementen	1.55	0.68	0.92	1.16	1.51	2.79			1.1	laag
	vrouwen	voedingsmiddelen	0.97	0.58	0.78	0.94	1.12	1.45			1.1	geen conclusie
	vrouwen	voedingsmiddelen en supplementen	2.72	0.67	0.88	1.08	1.61	6.58			1.1	laag
vitamine B2 (mg/dag)	mannen	voedingsmiddelen	1.53	0.97	1.25	1.48	1.76	2.24	1.10	12		
	mannen	voedingsmiddelen en supplementen	2.00	0.99	1.30	1.56	1.93	3.60	1.10	10		
	vrouwen	voedingsmiddelen	1.30	0.75	1.03	1.26	1.53	1.98	0.80	7		
	vrouwen	voedingsmiddelen en supplementen	3.22	0.80	1.12	1.46	2.17	7.03	0.80	5		
foliumzuur equivalenten (µg/dag)	mannen	voedingsmiddelen	357	192	268	337	424	591	200	6		
	mannen	voedingsmiddelen en supplementen	430	188	270	353	489	898	200	7		
	vrouwen	voedingsmiddelen	301	165	232	290	358	476	200	13		
	vrouwen	voedingsmiddelen en supplementen	423	179	261	347	507	928	200	9		
vitamine B6 (mg/dag)	mannen	voedingsmiddelen	2.0	1.2	1.6	2.0	2.3	3.0	1.3	7		
	mannen	voedingsmiddelen en supplementen	2.5	1.3	1.7	2.1	2.6	4.8	1.3	6		
	vrouwen	voedingsmiddelen	1.7	1.0	1.3	1.6	1.9	2.5	1.1	10		
	vrouwen	voedingsmiddelen en supplementen	3.7	1.1	1.5	1.9	3.0	16.8	1.1	6		
vitamine B12 (µg/dag)	mannen	voedingsmiddelen	5.4	2.7	3.9	5.0	6.4	9.1	2.0	1		
	mannen	voedingsmiddelen en supplementen	6.7	2.8	4.0	5.2	6.7	10.3	2.0	1		
	vrouwen	voedingsmiddelen	4.3	2.3	3.2	4.1	5.2	7.3	2.0	2		
	vrouwen	voedingsmiddelen en supplementen	8.8	2.4	3.5	4.5	6.4	25.3	2.0	2		

[a] 373 mannen en 366 vrouwen; b Gezondheidsraad, 2003

Figuur 3.3 Gebruikelijke dagelijkse inname van een aantal B-vitamines door zelfstandig wonende ouderen in 2010-2012 (ontleend aan VCP-ouderen, NES-2011 en NEVO-2011) en het geschatte percentage met een lage inname.

Een klein deel van de ouderen (< 15%) heeft mogelijk een inadequate inname vitamine B2, vitamine B6 en foliumzuur. Er zijn geen aanwijzingen dat dit tot grote problemen leidt. Voor vitamine B12 is de inname voor nagenoeg alle mannen en vrouwen voldoende. Voor vitamine B1 zien we dat de totale mediane inname hoger is dan de adequate inname; het risico op een adequate inname wordt daarom als laag beoordeeld.

3.4.2 Inzicht verkrijgen in voedselconsumptie naar sociaal-demografische kenmerken

Een tweede toepassing van de gegevens van het voedingspeilingsysteem is het beschrijven van het voedingsmiddelengebruik en de voedingsstofinname naar sociaal-demografische kenmerken. In dit geval naar opleidingsniveau. In deze paragraaf wordt hiervan een voorbeeld uitgewerkt met de gegevens van de voedselconsumptiepeiling onder volwassenen uit 2007-2010 (Van Rossum e.a., 2011). Zie par. 3.2 voor een korte beschrijving van de opzet.

Vergeleken met de Richtlijnen Goede Voeding at slechts een klein deel van de volwassen bevolking voldoende groenten en fruit (figuur 3.4). Van de jongvolwassenen voldeed slechts 3 procent aan de richtlijn van 200 gram groenten. Dit nam toe met de leeftijd tot maximaal 14 procent bij vrouwen boven de 50 jaar. De aanbeveling om twee stuks fruit te eten werd door een iets groter percentage van de bevolking gehaald. Dit varieerde voor de verschillende leeftijdsgroepen van 4 tot 26 procent. De richtlijn om twee keer per week vis te eten werd door de meerderheid van de deelnemers niet gehaald. Wel stond bij de helft van de volwassen bevolking minimaal één keer per week vis op het menu.

De hoeveelheid groenten blijkt gerelateerd te zijn aan opleidingsniveau (figuur 3.5): volwassen mannen en vrouwen met een hoge opleiding consumeren significant meer groenten dan personen met een lage of gemiddelde opleiding. Daarnaast consumeren hoogopgeleiden gemiddeld 30 gram meer fruit dan laagopgeleiden (p < 0.05). Ook de vezelinname van hoogopgeleide mannen en vrouwen is met respectievelijk 2,3 gram/dag en 2,5 gram/dag, significant hoger dan de vezelinname van gemiddeld of laagopgeleide personen. Afhankelijk van de leeftijd wordt aanbevolen om 3,0 tot 3,4 gram vezels/MJ/dag te consumeren. Hoewel alleen bij

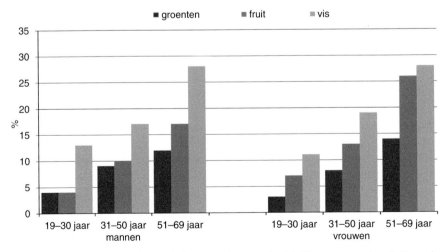

Figuur 3.4 Percentage van de populatie dat voldoet aan de richtlijn voor groenten, fruit en vis door volwassenen (ontleend aan VCP 2007-2010).

	mannen				vrouwen			
	laag (n=322)	gemiddeld (n=487)	hoog (n=246)	P	laag (n=386)	gemiddeld (n=448)	hoog (n=217)	P
groenten (g/dag)	124	125	147	< 0.01[bc]	120	129	147	< 0.01[bc]
fruit (g/dag)	93	110	123	< 0.01[c]	116	124	147	0.02[c]
vezels (g/MJ/dag)	2.1	2.1	2.3	< 0.01[bc]	2.3	2.3	2.5	< 0.01[bc]
vis (% minimaal eens/week)	42	45	56	< 0.01[bc]	53	51	55	0.44

a Significantie is voor groente, fruit en alle voedingsstoffen getest met een ANOVA-test. Voor vis is significantie getest met een chi-kwadraat toets.
b Significant (p < 0.05) verschil hoogopgeleiden versus gemiddeld opgeleiden.
c Significant (p < 0.05) verschil hoogopgeleiden versus laagopgeleiden.

Figuur 3.5 Voedselconsumptie (groenten, fruit, vis en voedingsvezel) bij Nederlandse mannen en vrouwen in de leeftijd 19 tot 69 jaar (ontleend aan VCP-2007-2010 en NEVO-2011), gestratificeerd voor opleidingsniveau.[a]

mannen statistisch significant, stijgt het percentage mensen dat minimaal één keer per week vis eet naarmate het opleidingsniveau hoger is.

3.4.3 Inzicht verkrijgen in de bijdrage van voedingssupplementen en verrijkte producten aan de voedingsstoffenvoorziening

Een toenemend aantal voedingssupplementen en voedingsmiddelen verrijkt met microvoedingsstoffen is beschikbaar op de Nederlandse markt. Deze producten kunnen een grote bijdrage leveren aan de microvoedingsstoffeninname van de gebruikers. Het is daarom belangrijk om inzicht te hebben in de bijdrage van voedingssupplementen en verrijkte voedingsmiddelen aan de microvoedingsstoffeninname. Verder is het van belang om de bepaling van het percentage mensen met onvoldoende of te hoge inname te baseren op de totale micronutriënteninname.

Dit voorbeeld is gebaseerd op de gegevens van de voedselconsumptiepeiling onder zelfstandig wonende ouderen in 2010-2012 (Ocké e.a., 2013). Voor alle gerapporteerde voedingsmiddelen is nagegaan of deze verrijkt waren met microvoedingsstoffen. De berekening van de voedingsstoffen is uitgevoerd met behulp van de NEVO-tabel 2011. Hierin staat het gehalte van de totale voedingsstof per voedingsmiddel, zowel het deel dat van nature aanwezig is als het deel dat door verrijking aan het product is toegevoegd. Voor berekening van de hoeveelheid voedingsstoffen uit voedingssupplementen is gebruikgemaakt van het NES (Nederlands Supplementenbestand), versie 2011 (Buurma-Rethans e.a., 2008).

Uit de resultaten kwam naar voren dat bijna de helft van de ouderen supplementen gebruikte. Het gebruik was bij vrouwen hoger (52%) dan bij mannen (36%).

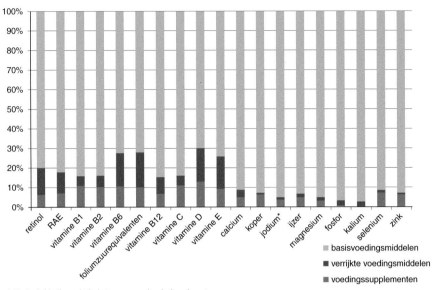

* Exclusief jodium uit thuis toegevoegd gejodeerd zout

Figuur 3.6 Gemiddelde bijdrage van verrijkte voedingsmiddelen en voedingssupplementen aan de inname van energie en voedingsstoffen door zelfstandig wonende 70-plussers (ontleend aan VCP-zelfstandig wonende ouderen 2010/12).

Het meest gebruikte supplement was multivitaminen en/of -mineralen. Voor deze leeftijdsgroep wordt aanbevolen om vitamine D-supplementen te gebruiken. Ongeveer 25 procent van de vrouwen en 20 procent van de mannen gebruikte voedingssupplementen met vitamine D.

Ongeveer 70 procent van de ouderen gebruikte verrijkte voedingsmiddelen, vooral in de vorm van verrijkte margarines. Ongeveer een vijfde van de geconsumeerde yoghurtproducten, een derde van de siropen en een kwart van de vruchtendranken waren verrijkt.

De gemiddelde bijdrage van verrijkte voedingsmiddelen en voedingssupplementen aan de totale inname van microvoedingsstoffen is weergegeven in figuur 3.6. Verrijkte voedingsmiddelen en voedingssupplementen samen droegen voor circa 30 procent bij aan de inname van vitamine D en in iets mindere mate aan vitamine B6, foliumzuur en vitamine E.

3.4.4 *Inzicht verkrijgen in de belangrijkste bronnen van de zoutconsumptie*

Met het verlagen van de consumptie van zout is gezondheidswinst te boeken. De zoutconsumptie kan worden verlaagd door de hoeveelheid zout in producten substantieel te verlagen. Daarnaast kunnen consumenten zelf bijdragen door het voe-

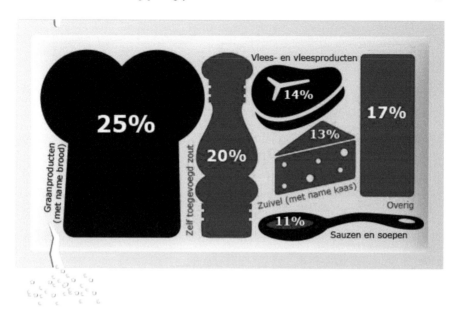

Figuur 3.7 Bronnen van zoutconsumptie door kinderen en volwassenen van 7-69 jaar (ontleend aan VCP-2007-2010).

dingspatroon aan te passen naar een gezondere en evenwichtige voeding. Inzicht in welke voedingsmiddelen en in welke mate bijdragen aan de consumptie kan hierbij helpen.

Dit voorbeeld maakt ook gebruik van gegevens van de voedselconsumptiepeiling onder kinderen en volwassen (7-69 jaar (Van Rossum e.a., 2011) en informatie over de samenstelling van voedingsmiddelen (NEVO-2011)).

De gegevens gaven aan dat volwassen mannen gemiddeld 9,9 en vrouwen 7,5 g zout per dag consumeren. Voor jongens ligt dat gemiddeld op 8,3 en voor meisjes op 6,8 g per dag. 79% van het zout is al aanwezig in gekochte voedingsmiddelen. De belangrijkste bronnen van zout zijn brood, vleesproducten en kaas. Naar schatting wordt een vijfde deel van het geconsumeerde zout toegevoegd tijdens de bereiding van gerechten en aan tafel (figuur 3.7).

3.5 Besluit

Dit hoofdstuk geeft inzicht in de doelstellingen en opzet van het voedingspeilingsysteem. De gegevens zijn een belangrijk uitgangspunt voor het voedingsbeleid. Ook voor veel andere vraagstellingen kunnen de gegevens bruikbaar zijn, zoals door beschreven voorbeelden is geïllustreerd.

Referenties

Buurma-Rethans E, Fransen H, Ghameshlou Z, Jong N de. Een databestand voor supplementen; behoeftes en acties. *Voeding Nu* 2008; 10(1): 21–24.

Dekkers ALM, Verkaik-Kloosterman J, Rossum CTM van, Ocké MC. SPADE, a new statistical program to estimate habitual dietary intake from multiple food sources and dietary supplements. *J Nutr* 2014; 144(12): 2083–2091.

European Food Safety Authority, 2009. EFSA guidance: General principles for the collection of national food consumption data in the view of a pan-European dietary survey. *EFSA Journal* 2009; 7(12): 1435.

European Food Safety Authority, 2014. Guidance on the EU Menu methodology. *EFSA Journal* 2014; 12(12): 3944, 77 pp.

Gezondheidsraad. *Voedingsnormen: vitamine B6, foliumzuur en vitamine B12* (publicatienr. 2003/04). Den Haag: Gezondheidsraad, 2003.

Hendriksen MAH, Wilson-van den Hooven EC, A van der DL. Zout- en jodiuminname 2010. Voedingsstatusonderzoek bij volwassenen uit Doetinchem. RIVM rapport 350070004/2011. Bilthoven: RIVM, 2011.

Hulshof K, Brussaard T, Brants H, e.a. EFCOSUM: European Food Consumption Survey Method. Naar meer eenheid in Europa bij voedselconsumptiebepalingen. *Voeding Nu* 2002; 4: 27–29.

Hulshof KFAM, Ocké MC, Rossum CTM van, Buurma-Rethans EJM, Brants HAM, Drijvers JJMM, Doest D ter. Resultaten van de voedselconsumptiepeiling 2003. RIVM-rapport 350030002. TNO-rapport V6000. Bilthoven: RIVM, 2004.

Institute of Medicine. *Dietary reference intakes. Applications in dietary assessment.* Washington DC: National Academy Press, 2000.

NEVO-online versie 2013/4.0. RIVM, Bilthoven, 2013 of EuroFIR AISBL e-book Collection – Dutch Food Composition Dataset (NEVO) by RIVM [e-book 2013], EuroFIR AISBL, Brussel, 2013.

Ocké MC, Hulshof KFAM, Buurma-Rethans EJM, van Rossum CTM, Drijvers JJMM, Brants HAM, Jansen-van der Vliet M, Laan JD van der. *Voedselconsumptiepeiling 2003. Samenvatting werkwijze en evaluatie.* RIVM-rapport 350030003. TNO-rapport V5999/01. Bilthoven: RIVM, 2004.

Ocké MC, Hulshof KFAM, Bakker MI, Stafleu A, Streppel MT. *Naar een nieuw Nederlands voedingspeilingsysteem.* RIVM-rapport 350050001. Bilthoven: RIVM, 2005.

Ocké MC, Rossum CTM van, Fransen HP, Buurma-Rethans EJM, Boer EJ de, Brants HAM, Niekerk EM, Laan JD van der, Drijvers JJMM, Ghameshlou Z. *Dutch National Food Consumption Survey – Young Children 2005/2006.* RIVM-rapport 350030002. Bilthoven: RIVM, 2008.

Ocké MC, Rossum CTM van, Boer EJ de, A DL van der. *Het voedingspeilingsysteem: Aanpassing van de meerjarenvisie anno 2012.* RIVM-rapport 350061001. Bilthoven: RIVM, 2012.

Ocké MC, Buurma-Rethans EJM, Boer EJ de, Wilson-van den Hooven C, Etemad-Ghameshlou Z, Drijvers JJMM, Rossum CTM van. *Diet of community-dwelling older adults. Dutch National Food Consumption Survey-Older adults 2010-2012.* RIVM-rapport 050413001/2013. Bilthoven: RIVM, 2013.

Rossum CTM van, Fransen HP, Verkaik-Kloosterman J, Buurma-Rethans EJM, Ocké MC. Dutch National Food Consumption Survey 2007-2010. Diet of children and adults aged 7 to 69 years. RIVM-Rapport 350050006. Bilthoven: RIVM, 2011.

Slimani N, Ferrari P, Ocké M, Welch A, Boeing H, Liere M, e.a. Standardization of the 24-hour diet recall calibration method used in the European prospective investigation into cancer and nutrition (EPIC): general concepts and preliminary results. *Eur J Clin Nutr* 2000; 54: 900–17.

Voedingsraad. Mogelijkheden tot het opzetten van een voedingspeilingssysteem in Nederland. Een advies van de Voedingsraad. *Voeding* 1987; 48: 35–43.

Wat eet Nederland? Resultaten van de voedselconsumptiepeiling 1987-1988. Rijswijk: Ministerie van Welzijn, Volksgezondheid en Cultuur, 1988.

Wilson-van den Hooven C, Boer E de, Ocké M. EFCOVAL: European Food Consumption Validation. Validatie van een Europese voedselconsumptiemethode. *Voeding Nu* 2008; 10: 18–20.

Zo eet Nederland *1992*. Resultaten van de voedselconsumptiepeiling 1992. Den Haag: Voorlichtingsbureau voor de Voeding, 1993.

Zo eet Nederland. Resultaten van de voedselconsumptiepeiling 1997-1998. Den Haag: Voedingscentrum, 1998.

Websites

www.gezondheidsraad.nl
www.SPADE.nl
www.voedselconsumptiepeiling.nl

Hoofdstuk 4
Voeding bij jicht en hyperurikemie

December 2015

J.J. van Duinen en T. Jansen

Samenvatting

Jicht is een gewrichtsaandoening waarbij een ontsteking ontstaat doordat natrium-uraatkristallen neerslaan. De aandoening begint in de regel zeer plotseling, met hevige, aanvankelijk nachtelijke pijn in een (veelal teen)gewricht. Zonder behandeling zullen er herhaaldelijk aanvallen optreden, maar ook bestaat het gevaar voor fikse uraatstapeling onderhuids en in gewrichten. Aangezien bij jicht een te hoog urinezuurgehalte in het bloed voorkomt door een zogenaamde positieve uraatbalans, worden urinezuurverlagende geneesmiddelen voorgeschreven. Urinezuur ontstaat door de afbraak van purine, een onderdeel van het DNA en dus aanwezig in alle cellen. Risicofactoren voor het ontstaan van jicht zijn overgewicht/pogingen tot snel afvallen, verminderde nierfunctie en het gebruik van diuretica, maar ook alcoholgebruik en een eiwitrijke voeding kunnen een rol spelen. De huidige krachtige medicamenteuze behandelingen hebben ertoe geleid dat een purinearme voeding een minder belangrijke plaats heeft in de behandeling, maar toch nog steeds aandacht behoeft. Voedingsadviezen bij jicht bestaan uit een gezonde voeding met aandacht voor het verkrijgen of behouden van een gezond gewicht, beperkt alcoholgebruik, extra vocht en beperking van eiwit- en purinerijke voedingsmiddelen.

4.1 Inleiding

Jicht begint als stofwisselingsprobleem met uraatretentie (te veel vasthouden van urinezuur) en start klinisch met veelal een jichtartritis, een van de meest pijnlijke aandoeningen. Bij acute jicht is er sprake van een plotseling ontstane, heftige gewrichtsontsteking van veelal de grote teen, die wordt veroorzaakt doordat natrium-

J.J. van Duinen ✉
Redacteur Informatorium voor Voeding & Diëtetiek

T. Jansen
Reumatoloog, Radboud UMC Nijmegen & VieCuri MC, Venlo

© 2015 Bohn Stafleu van Loghum, onderdeel van Springer Media BV
M. Former et al. (Red.), *Informatorium voor Voeding en Diëtetiek*,
DOI 10.1007/978-90-368-1075-3_4

73

uraatkristallen neerslaan, meestal als gevolg van een langer bestaand te hoog urinezuurgehalte in het bloed (hyperurikemie).

In de negentiende eeuw is jicht voor het eerste beschreven als 'de ziekte van
de koning'. Overmatig gebruik van vlees, alcoholhoudende drank en andere purinerijke voedingsmiddelen werd gezien als de belangrijkste oorzaak van jicht. Het
beperken van purinerijke voeding was indertijd de enige behandeling. De huidige
medicijnen zijn in staat om de urinezuurconcentratie sterk te verlagen en daarmee
de ernst en frequentie van jichtaanvallen en bijhorende complicaties te verminderen. Maar dat houdt zeker niet in dat voedingsinterventie helemaal geen onderdeel
meer is van de behandeling van jicht en hyperurikemie.

4.2 Prevalentie

Bij volwassenen is jicht de meest voorkomende vorm van artritis. Jicht treft circa 2
tot 4 procent van de volwassen Europeanen; dit is tweemaal zo vaak als reumatoïde
artritis. De aandoening komt frequenter voor bij mannen dan bij vrouwen. De eerste
jichtaanval presenteert zich bij mannen meestal tussen het 40e en 60e levensjaar. Bij
vrouwen ontstaat het later en wordt jicht zelden waargenomen bij premenopauzale
vrouwen (Richette & Bardin, 2010; Jansen & Lamers-Karnebeek, 2013; NVR, 2013).

De prevalentie van jicht is de afgelopen decennia exponentieel toegenomen. Dit
is ook duidelijk te zien in het groeiende gebruik van behandelingsmedicatie voor
jicht. In 2014 gebruikten in Nederland bijna 176.000 mensen één of meerdere jicht-
middelen: allopurinol, colchicine en benzbromaron. Dit is een stijging van ongeveer
25 procent ten opzichte van 2010 (GIP/Zorginstituut Nederland, 2015). De oorzaken zijn waarschijnlijk multifactorieel en gerelateerd aan de toenemende levensver-
wachting, toename in het aantal mensen met obesitas, nierfunctiestoornissen en het
metabool syndroom, en verschuivingen in de voedingsgewoonten en polyfarmacie
(gebruik van meerdere medicatie door één persoon) en levensstijl (Kuo e.a., 2015).

4.3 Jicht en hyperurikemie

Pathofysiologie Jicht is een chronische, metabole aandoening ofwel stofwisse-
lingsstoornis. De verklaring wordt gezocht in de vroege evolutie waar onze voor-
ouders in het Myoceen nog zuinig aan moesten doen met hoogwaardige moleculen.
Ons lichaam heeft zich aangepast en is urinezuur gaan opnemen vanuit de nieren. Wanneer er langere tijd urinezuur in het lichaam achterblijft, raakt ook het
immuunapparaat (het inflammasoom) geprikkeld en kan gemakkelijk een heftige reactie ontstaan op natriumuraat (Crişan e.a., 2015). Er ontstaat een steriele
gewrichtsontsteking als auto-inflammatoire reactie op in het gewricht aanwezige
urinezuur- of eigenlijk natriumuraatkristallen. Een te hoog urinezuurgehalte van het

bloed (hyperurikemie) is nog steeds de oorzaak en belangrijkste risicofactor voor het ontwikkelen van jicht.

Urinezuur is een verbinding van natrium en uraat, en is een afbraakproduct van nucleïnezuren, de DNA- en RNA-bestanddelen adenine en guanine. Twee derde van het urinezuur ontstaat tijdens afbraakprocessen van lichaamscellen (apoptose), het eten van purinerijk voedsel draagt voor een derde bij aan de totale concentratie urinezuur in het bloed. Normaliter lost urinezuur op in het bloed. De oplosbaarheid van urinezuur neemt echter snel af bij toenemende concentraties. Behalve via de nieren (70%) wordt urinezuur ook uitgescheiden via de darmen (30%). Een overmaat aan urinezuur in het bloed kan het gevolg zijn van een verminderde uitscheiding van purine in de urine, bijvoorbeeld bij een stoornis in de nieren, bij een verhoogde productie of een combinatie van beide (Schlesinger, 2008). Kristallen van het urinezuur worden gevormd doordat afkoeling en verzuring van het bloed de wateroplosbaarheid van urinezuur verlaagt. Vandaar dat urinezuurkristallen meestal gevonden worden in de koudere, distale gewrichten en in de koelere, onderhuidse weefsels.

Ook kunnen urinezuurkristallen neerslaan in het zure milieu van de nieren, wat leidt tot uraatnefropathie en urinezuurstenen. Aangezien het lichaam de kristallen ziet als indringers, activeert dit het natuurlijke afweersysteem, wat leidt tot de genoemde ontstekingsreactie, met verschijnselen als hevige pijn, zwelling en roodheid. Het doel van de afweer is het afvoeren van de kristallen, maar afhankelijk van duur en frequentie zal het gewricht zijn kraakbeen alsook het bot beschadigen (Martinon & Glimcher, 2006; figuur 4.1).

Het urinezuurgehalte stijgt met de leeftijd en onder talloze andere fysiologische en pathologische condities waaronder heftige pijn, overgewicht, alcoholgebruik en hypertensie. Over het algemeen wordt gesproken van hyperurikemie als het serumurinezuur gelijk aan of hoger is dan 0,36 mmol/l (NVR, 2013).

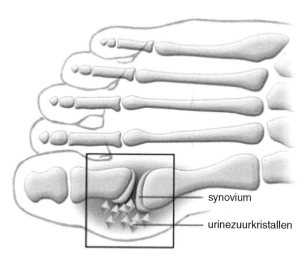

synovium

urinezuurkristallen

Figuur 4.1 Gewricht met jicht (Martinon & Glimcher, 2006).

4.3.1 Verschijningsvormen

Jicht presenteert zich meestal met aanvallen van gewrichtsontstekingen; dit kan in een enkel gewricht zijn of in meer gewrichten. Daarnaast kunnen urinezuurkristallen zich ophopen in de huid, wat leidt tot verdikkingen van de huid, tofi genoemd, en ook in de nieren/urinewegen, wat leidt tot uraatnefropathie en uraatstenen.

Acute jichtaanval
Bij een klassieke jichtaanval raakt een gewricht plotseling heftig ontstoken. De aanval begint vaak 's nachts en wordt gekenmerkt door hevige pijn. Het gewricht is meestal gezwollen, rood en warm en heeft een verminderde beweeglijkheid, soms is er sprake van koorts. In 50 tot 70 procent van de gevallen is een acute artritis van het basisgewricht van de grote teen (MTP-1-gewricht) de eerste manifestatie van jicht. Andere, niet-typische locaties zijn middenvoet, enkel, knie, pols en hand.

De duur van een jichtaanval kan variëren van enkele dagen tot enkele weken, de frequentie van wekelijks tot eens in de paar jaar. In de periode tussen de aanvallen heeft de patiënt doorgaans geen klachten.

Chronische jicht
Na een acute jichtaanval volgt vaak een asymptomatische fase. De duur van de symptoomvrije intervallen varieert sterk. Als de aanvallen lang duren en zich uitbreiden naar andere gewrichten, kan een chronische vorm van jicht ontstaan. Indicatie voor urinezuurverlagende behandeling is vanaf twee jichtaanvallen per jaar, tofeuze jicht en uraaturolithiasis in de voorgeschiedenis (NVR, 2013).

Van gecompliceerde jicht is sprake bij meer dan twee tot drie acute jichtaanvallen per jaar en eveneens bij de aanwezigheid van tofi of uraatstenen (Richette & Bardin, 2010). In dit stadium is er kans op ernstige beschadigingen van de aangedane gewrichten, vandaar dat levenslang gebruik van urinezuurverlagende middelen geïndiceerd is (Janssens e.a., 2009). Veel jichtpatiënten worden echter niet op de juiste wijze behandeld, wat leidt tot ernstige afwijkingen (Jansen, 2015).

Asymptomatische hyperurikemie
Niet alle patiënten met hyperurikemie ontwikkelen jicht. Er is een associatie gevonden tussen hyperurikemie en het risico op hart- en vaatziekten (Bhole & Krishnan, 2014; Richette e.a., 2014). De kans op een beroerte en mortaliteit als gevolg van een beroerte is bij personen met hyperurikemie naar schatting 30-50 procent hoger dan bij personen met een vergelijkbaar cardiovasculair risicoprofiel maar zonder hyperurikemie (NVR, 2013). Asymptomatische hyperurikemie is dus niet zo onschadelijk als altijd werd gedacht. Toch is dit momenteel nog geen behandelindicatie voor urinezuurverlagende medicatie, wel dient men aan dieetmaatregelen te denken. Behandeling met urinezuurverlagende medicatie moet overwogen worden bij

evidente jicht, en dan natuurlijk vooral bij patiënten met een hoogrisicoprofiel voor hart- en vaatziekten.

4.3.2 Complicaties

Tofi
De neergeslagen kristallen kunnen zich ophopen onder de huid, wat zichtbaar wordt als een verdikking (tofus). Wanneer de huid rond de tofi kapotgaat, komt er een tandpasta-achtige substantie naar buiten. Tofi worden het meest gevonden aan de strekzijde van de ellebogen, aan vingers en tenen en aan de buitenrand van de oorschelp. Ze verdwijnen met langdurige urinezuurverlagende therapie (Van Zeben e.a., 2009).

Uraatstenen en uraatnefropathie
Een verminderde werking van de nieren kan een oorzaak zijn voor het ontstaan van jicht, maar kan ook een gevolg zijn van de urinezuurkristallen. Er kunnen soms gruis of stenen gevormd worden door het neerslaan van uraatkristallen in de urinewegen of blaas. Mannen met jicht hebben een twee keer zo grote kans op niersteнen als mannen zonder jicht (Richette & Bardin, 2010). Meestal zijn de stenen klein en worden ze spontaan geloosd. Als de stenen schade aanrichten aan de nieren, wordt gesproken van uraatnefropathie.

4.3.3 Diagnose

Bij een acute aanval met een klassiek klinisch beeld is de diagnose vrij eenvoudig te stellen: artritis van de grote teen die snel opvlamt, meestal in de nachtelijke uren begint en gepaard gaat met hevige pijn en eventueel koorts. Bij deze typische verschijnselen zal dit in 70 tot 90 procent van de gevallen een jichtartritis betreffen (Jansen & Lamers-Karnebeek, 2013). In de eerste lijn zullen deze verschijnselen voldoende zijn om direct met behandeling te starten (Janssens e.a., 2009). De definitieve diagnose kan echter alleen gesteld worden door het aantonen van natriumuraatkristallen in de synoviale vloeistof.

Voor het starten van urinezuurverlagende therapie is het wenselijk de diagnose te bevestigen door het aantonen van kristallen in het gewricht en/of de tofi. Een gewrichtspunctie geldt hiervoor als gouden standaard en wordt bij voorkeur uitgevoerd door een reumatoloog. Nieuwe inzichten, ontwikkeld in gewrichtsechografie, kunnen behulpzaam zijn in het diagnostisch traject. Deze voor de patiënt minder invasieve methode wordt in Nederland nog niet veel toegepast (NVR, 2013).

Een verhoogde urinezuurwaarde in het serum alleen is onvoldoende bewijs voor de diagnose jicht; deze kan slechts de klinische diagnose ondersteunen. Bij een acute aanval kan deze waarde zelfs normaal zijn. En omgekeerd leiden verhoogde waarden niet altijd tot jicht (Van Zeben e.a., 2009).

Tabel 4.1 Risicofactoren voor jicht.

Niet te veranderen	Beïnvloedbaar
leeftijd	hyperurikemie
mannelijk geslacht	hoog gehalte aan purine in het dieet
ras	alcoholconsumptie (bier/malt)
genetische factoren	fructoserijke drankjes
chronische nierziekte	overgewicht
	bepaalde medicatie diuretica acetylsalicylaat

Bron: Jansen & Lamers-Karnebeek, 2013

4.3.4 Etiologie

Er zijn verschillende factoren die het krijgen van jicht beïnvloeden of een jicht-aanval uitlokken. Deze risicofactoren kunnen ingedeeld worden op basis van beïnvloedbaarheid (tabel 4.1).

- Voedings- en drinkgewoonten, waaronder alcoholgebruik en eiwit- en purinerijk voedsel. Alcohol veroorzaakt een verhoogd purinekatabolisme in de lever; sommige dranken, zoals bier, zijn bovendien zelf purinerijk. Voeding is vrijwel nooit de belangrijkste oorzaak van jicht. In par. 4.5 wordt verder ingegaan op de relatie voeding en jicht.
- Overgewicht, veelal geassocieerd met een verhoogd aanbod of productie van urinezuur en een relatief verlaagde uitscheiding. Daarnaast zijn er associaties met het metabool syndroom, hart- en vaatziekten en nierziekten gevonden.
- Diuretica, die de nieren stimuleren om overtollig vocht uit te plassen. Een bijwerking is dat de nieren niet alleen meer vocht maar ook minder urinezuur uitscheiden. Bovendien is de humane nier al erg spaarzaam met natriumuraat.

4.4 Behandeling van jicht

Bij de behandelopties voor jicht wordt onderscheid gemaakt in acute aanval en chronische jicht. De behandeling kan eenvoudig zijn, maar – soms wanneer men de middelen niet goed verdraagt – zeer complex zijn. Er zijn immers maar enkele urinezuurverlagende geneesmiddelen verkrijgbaar. Ook wordt de behandeling gecompliceerder bij hoge leeftijd, nierfunctiestoornissen, comorbiditeit en compliance-problemen. Bij de beïnvloedbare factoren spelen levensstijladviezen een rol, waaronder voeding. Voedingsadviezen zijn hierbij een aanvulling op de medicamenteuze behandeling (par. 4.5).

4.4.1 Acute jichtaanval

De pijnbestrijding bij een acute aanval bestaat uit ijsapplicatie/'cold packs' gedurende 10 tot 30 minuten, eventueel meerdere malen per dag. Het aangedane gewricht dient rust te krijgen. Daarnaast worden ontstekingsremmende middelen ('non-steroidal anti-inflammatory drugs' ofwel NSAID's), prednisolon of colchicine voorgeschreven. Hiermee kunnen de klachten binnen enkele uren afnemen. De werking, bijwerkingen en voedingskundige aspecten van de medicijnen staan weergegeven in tabel 4.2.

Tabel 4.2 Aandachtspunten van de medicatie bij jicht.

Medicijn	Werking	Bijwerkingen	Voedingskundige aspecten
NSAID's (eerste generatie): diclofenac, ibuprofen, naproxen, indometacine, meloxicam, piroxicam	onderdrukken van ontstekingsverschijnselen, pijnstillend	maag-darmklachten; zweer in de twaalfvingerige darm met als gevolg bloedverlies; vochtretentie en/of oedeem; verminderde nierfunctie	niet op de nuchtere maag innemen, bij voorkeur tijdens of na de maaltijd innemen
NSAID's (tweede generatie): rofecoxib, celecoxib, etoricoxib		NSAID's van de tweede generatie geven minder vaak maagzweren dan van de eerste generatie	
colchicine	onderdrukken van ontstekingsverschijnselen, pijnstillend	*frequent*: misselijkheid, braken, diarree; *zelden*: bloedbeeldafwijkingen, neuropathie, nierschade	
allopurinol: Allopurinol®, Zyloric®, Acepurin® febuxostat: Adenuric®	xanthineoxidaseremmer: remmen van de omzetting van xanthine naar urinezuur waardoor de urinezuurspiegel in het bloed daalt	luxeren van aanval, allergische huidreacties, maag- en darmstoornissen, lever- en nierschade	inname na de maaltijd
benzbromaron: Desuric®	uricosurica: verlagen van urinezuurspiegel door verminderen van de terugresorptie van urinezuur in de proximale tubulus van de nier en daardoor toename van de uitscheiding	luxeren van een jichtaanval, ernstige leverfunctiestoornissen, maag- en darmstoornissen, diarree, allergische reacties (huiduitslag en allergische conjunctivitis), bevorderen van uraatstenen	

Bronnen: Van Zeben e.a., 2009; Wilson, 2010

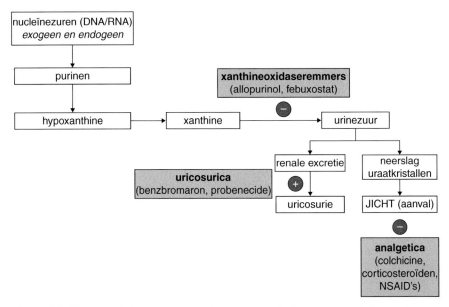

Figuur 4.2 Vereenvoudigde weergave van het purinemetabolisme en aangrijpingspunten van geneesmiddelen bij de behandeling van jicht.

4.4.2 Chronische jicht

Als de acute fase van een jichtaanval voorbij is, kan gestart worden met de vervolgbehandeling om het serumuraatgehalte te verlagen tot < 0,36 mmol/l of in geval van tofeuze stapeling zelfs tot < 0,30 mmol/l. Bij deze concentraties zullen de gevormde kristallen oplossen, dan wel niet meer gevormd kunnen worden. De medicatie van eerste keus is Allopurinol®, een xanthineoxidaseremmer, indien nodig aangevuld met een uricosuricum (tabel 4.2 en figuur 4.2) (NVR, 2013).

Ongeacht de frequentie van de aanvallen moeten alle patiënten een algemeen voedingsadvies krijgen en – indien van toepassing – een advies voor gewichtsreductie. Voedingsadviezen werken ondersteunend bij de urinezuurverlagende medicatie, omdat enkel aanpassingen in de voeding onvoldoende verlaging van het urinezuurgehalte bewerkstelligen (par. 4.5.1).

4.5 De rol van voeding bij jicht

In de jaren voor de komst van de jichtmedicatie werd voeding gezien als de belangrijkste oorzaak van jicht en bestond de behandeling alleen uit voedingsmaatregelen waaronder het beperken van purinerijke voedingsmiddelen en alcohol. Tegenwoordig heeft het purinebeperkte dieet een beperktere rol gekregen omdat de huidige medicatie effectiever is in het verlagen van het serumurinezuurgehalte. Voedings-adviezen zijn nu vooral gericht op het bevorderen van een gezonde leefstijl en het beperken of voorkomen van comorbiditeit. Bij nierfunctiestoornissen of matige tolerantie van de medicatie speelt voeding echter een prominentere rol. Verwijzing naar een diëtist is dan gewenst. Onderstaande adviezen zullen dan dwingender op-gevolgd moeten worden.

De algemene adviezen voor voeding en leefstijlfactoren zullen hier niet in detail besproken worden. Hiervoor wordt verwezen naar de betreffende hoofdstukken in het *Informatorium voor Voeding en Diëtetiek.*

4.5.1   Voedingsinterventie

Het doel van de voedingsinterventie is:

- het verlagen van het urinezuurgehalte van het bloed als ondersteuning van even-tuele medicatie voor preventie van recidiverende jichtaanvallen;
- het bereiken en/of handhaven van een gezond lichaamsgewicht;
- het beperken van de complicaties en comorbiditeit.

Meestal volstaan adviezen volgens de 'Richtlijnen Goede Voeding' (Gezondheids-raad, 2006) met extra aandacht voor het bereiken of handhaven van een gezond gewicht, het beperken en stimuleren van specifieke voedingsmiddelen (kader 1). Het is goed om te beseffen dat het urinezuurverlagend effect van de voedings- en leefstijladviezen beperkt is tot maximaal 10-18 procent ofwel ongeveer 0,07 mml/l (NVR, 2013).

Kader 1. Niet-farmacologische adviezen bij jicht

- Streef naar reductie van overgewicht.
- Beperk consumptie van alcohol.
- Beperk consumptie van fructoserijke voedingsmiddelen.
- Beperk consumptie van purinerijk vlees, zeevruchten en purinerijke vissoorten.
- Ruime consumptie van vetarme zuivelproducten.
- Stimuleer vochtinname; beperk dehydratie.
- Stimuleer gezond eten.
- Vermijd intensieve maar stimuleer fysieke inspanning.
- Vermijd roken.

Bron: NVR, 2013

Bereiken of handhaven van een gezond gewicht

Overgewicht is een sterke risicofactor voor het ontwikkelen van hyperurikemie en jicht. Het zou enerzijds de urinezuurproductie stimuleren en anderzijds de renale uitscheiding van urinezuur verminderen. In geval van overgewicht is afvallen tot een gezond gewicht aanbevolen. Een gewichtsverlies van 5 tot 10 procent helpt al om de renale urinezuuruitscheiding te verhogen en het urinezuurgehalte te verlagen (Dessein e.a., 2000).

Het is af te raden om in korte tijd veel af te vallen, aangezien het verlies van spiermassa niet gewenst is, en men in katabole situatie cellen afbreekt en er dus veel uraat vrijkomt. Ook eiwitrijke en/of koolhydraatarme diëten (zoals Atkins, South Beach en dr. Frank) worden afgeraden.

Beperken van alcoholconsumptie

Alcohol verlaagt de renale uitscheiding van urinezuur en geeft daardoor een tijdelijke stijging van het urinezuurgehalte in het bloed, hetgeen een jichtaanval kan uitlokken (Torralba e.a., 2012). Het effect blijkt het sterkst te zijn bij (malt)bier, waarschijnlijk omdat bier purinerijk is. Bij sterke drank is het risico op een jichtaanval kleiner en bij wijn gering (NVR, 2013).

De aanbeveling is om de alcoholinname te beperken tot twee consumpties per dag voor mannen en tot één consumptie per dag voor vrouwen. Tijdens jichtaanvallen wordt alcohol afgeraden (Khanna e.a., 2012).

Beperken van suikerhoudende dranken en voedingsmiddelen

Er zijn aanwijzingen dat het urinezuurgehalte stijgt door hoge consumptie van frisdranken en voedingsmiddelen met een hoog fructosegehalte, doordat urinezuur ontstaat bij stofwisseling van fructose. Twee of meer glazen per dag geeft een significant verhoogde kans op een jichtaanval ten opzichte van suikervrije dranken. Ook consumptie van een of meer appels of sinaasappels per dag verhoogt het risico op een eerste jichtaanval, hoewel andere studies juist een beschermend effect van fruit laten zien. Dit effect is niet gevonden bij suikervrije frisdranken (NVR, 2013).

Naast voedingsmiddelen die van nature fructose bevatten, zoals fruit, honing en suiker, wordt fructose ook kunstmatig gemaakt. Een bekende zoetstof gemaakt uit maïs is glucosefructosestroop ofwel maïsstroop, ook bekend als 'High Corn Fructose Syrup' (HCFS). Dit wordt veel gebruikt in de VS en is ook in Europa aan een opmars bezig. De in Nederland gebruikte HCFS bevat 42 of 55 procent fructose; in Amerika is het fructosegehalte vele malen hoger, zelfs 90 procent. Daarnaast wordt HCFS in de VS in veel meer verschillende producten gebruikt, zelfs in brood. Ook de duurdere agavesiroop wordt gebruikt, die voor 70-90 procent uit chemisch geraffineerde fructose bestaat.

De buitenlandse richtlijnen voor jicht zijn vooral gericht op het vermijden van frisdrank met HCFS en energiedranken, en het beperken van consumptie van vruchtensappen, suiker en suikerbevattende producten (Khanna e.a., 2012). Er zijn geen grenswaarden voor fructose aangegeven. De meeste onderzoeken zijn verricht in de VS, waar het fructosegehalte in de dagelijkse voeding naar alle waarschijnlijkheid hoger ligt door het veelvuldig toepassen van HCFS met veel fructose. Het is daarom lastig de adviezen te kwantificeren voor de Nederlandse situatie.

Frisdrank gezoet met een fructosebevattende zoetstof dient vermeden te worden. Producten als snoep en koek bevatten ook veel fructose door de toegevoegde suikers. Dit zijn producten die onder de uitzonderingscategorie vallen in de keuzetabel van het Voedingscentrum en kan men alleen in beperkte mate innemen. Fructose-vrije zoetstof kan suiker vervangen. Fruit bevat van nature wel fructose, maar het is toch wenselijk de fruitinname volgens de aanbevolen dagelijkse hoeveelheden te adviseren, dat wil zeggen twee stuks fruit per dag.

Beperken van eiwitrijke en purinerijke voedingsmiddelen

Een gezond voedingspatroon bevat gemiddeld 400 mg purine per dag. Het blijkt dat een sterke purinebeperking (< 200 mg/dag) de urinezuurconcentratie slechts met gemiddeld 0,06 mmol/l per dag verlaagt en vergeleken met het effect van urine-zuurverlagende medicatie is dit een zeer bescheiden effect. Een purinebeperking is alleen geïndiceerd wanneer er met de medicatie onvoldoende resultaat behaald wordt of wanneer medicatie niet verdragen wordt. Daarnaast is een purinebeperkt dieet zeer moeilijk vol te houden en bovendien is het dieet atherogeen. Dit is een extra nadelig effect vanwege het verhoogde risico op hart- en vaatziekten bij jicht-patiënten. Een strikt purinebeperkt advies wordt daarom afgeraden.

Of er een relatie tussen voeding en jicht is, werd onderzocht door Zhang en col-lega's. Zij vonden dat personen met een hoge purine-inname (ca. 3,5 g per dag) een vijf keer zo grote kans hadden op het ontstaan van een jichtaanval dan personen met een lagere purine-inname (< 1 g per dag) (Zhang e.a., 2012).

Vanwege het hoge purinegehalte hangt een hoge inname van dierlijk eiwit samen met een verhoogde concentratie urinezuur in de urine. Plantaardige eiwitten, noten en purinerijke groenten blijken geen invloed te hebben op de kans op jicht (Choi, 2010). Er is geen reden voor een eiwitbeperking, maar omdat de voeding van een ge-middelde Nederlander vrij veel eiwit bevat, is het verstandig de eiwitinname te nor-maliseren naar 0,8-1,0 g per kg lichaamsgewicht per dag (Gezondheidsraad, 2006).

Het algemene advies is om voedingsmiddelen met een hoog of zeer hoog purine-gehalte te vermijden. Veelal komt dit neer op:

- het vermijden van (orgaan)vlees en van bepaalde vissoorten (tabel 4.3);
- beperken van peulvruchten (zolang men nog niet op serumuraatstreefwaarde zit);
- voedingsmiddelen met een purinegehalte lager dan 150 mg per 100 g gebruiken, volgens de aanbevolen dagelijkse hoeveelheden van het Voedingscentrum;
- advies over portiegrootte;
- het vermijden van meer dan één purinerijk product in een maaltijd.

Tabel 4.3 Purinegehalte van voedingsmiddelen per 100 gram.

	150 mg of meer	75-150 mg	minder dan 75 mg
vlees	orgaanvlees zoals hart, hersenen, lever, nier, zwezerik; vleesextracten zoals vleesjus, justabletten of -poeders; kip met vel	kalfsvlees, schapenvlees, wild en bacon	rundvlees, varkensvlees, eend, kip zonder vel, leverworst, tong en bouillon
vis	ansjovis, haring, makreel, mosselen, sardines, spiering	forel, kabeljauw, schelvis, zalm en bokking	baars, garnalen, heilbot, krab, kreeft, oester, paling, schol
groente			asperges, bloemkool, peulvruchten, sperziebonen, spinazie, champignons
dranken		alcoholvrij bier en 'gewoon' bier, alcoholische dranken	
overig	gistrijke producten zoals marmite®, reformite®, vetamite®		havermeel, volkoren producten, tarwekiemen

Bron: www.voedingscentrum.nl

Tabel 4.3 vermeldt purinegehaltes van verschillende voedingsmiddelen. Er zijn weinig gegevens voorhanden over de exacte purinegehaltes van voedingsmiddelen en de biologische beschikbaarheid. Ook de kennis omtrent het effect van de voedselbereiding op de structuur van purine is gering. Gesuggereerd wordt dat tijdens het bereiden van vlees de purine uit de nucleïnezuren vrijkomt en daardoor sneller opgenomen wordt. Er is een dierstudie gedaan waarbij het effect van koken van voedingsmiddelen onderzocht is. Hieruit bleek dat purines overgaan in het kookwater, waardoor het purinegehalte van de voeding daalt (Schlesinger, 2008).

Consumptie van magere zuivelproducten

Dagelijks twee consumpties zuivelproducten, specifiek de zuivelproducten met een laag vetgehalte, heeft mogelijk een urinezuurverlagende werking door stimulatie van de uitscheiding van urinezuur via de nieren (Torralba e.a., 2012). Het is niet geheel duidelijk welke component uit de melkproducten – bijvoorbeeld caseïne, lactalbumine, glycomacropeptide – verantwoordelijk is voor dit effect. De meeste gepubliceerde onderzoeken zijn uitgevoerd in Amerika, waar een zuivelaanbeveling opgenomen is in het voedingsadvies bij hyperurikemie en jicht (Choi, 2010). Aangezien de Nederlandse voeding over het algemeen een ruime hoeveelheid melkproducten bevat, is deze bevinding voor de Nederlandse patiënt wellicht minder relevant en kunnen de adviezen volgens de Gezondheidsraad worden opgevolgd, met bij voorkeur magere zuivelproducten.

Ruime vochtinname

Een ruime vochtinname bevordert de urinezuuruitscheiding en vermindert de kans op kristalvorming in de nieren. Er wordt geadviseerd om verdeeld over de dag en avond minimaal 2 à 3 liter te drinken. Het effect van een grote vochtinname is niet bewezen. Om verminderde hydratie gedurende de nacht te voorkomen moet de patiënt gestimuleerd worden voor het slapen een glas water te drinken (Schlesinger, 2008).

4.5.2 Overige voedingsadviezen

In de literatuur en op internet wordt veel over voeding en jicht geschreven. Aangezien het veelal om vrij toegankelijke informatie gaat, is er een grote kans dat patiënten hierover vragen hebben. Daarnaast zijn er een aantal voedingsfactoren beschreven in de literatuur, waarvoor nog onvoldoende bewijs voorhanden is om te implementeren in het voedingsadvies bij jicht.

Vitamine C

Diverse onderzoeken tonen een positief effect aan van vitamine C-suppletie op het verlagen van het urinezuurgehalte. Op welke manier vitamine C het urinezuur verlaagt, is nog niet duidelijk. Mogelijk verhoogt vitamine C de doorbloeding van de nieren, waardoor deze meer urinezuur uit het bloed kunnen filteren. Een andere verklaring is dat vitamine C een competitie aangaat met urinezuur bij reabsorptie in de proximale tubulus, waardoor meer urinezuur uitgescheiden wordt via de urine (MacFarlane & Kim, 2014).

In vergelijking met bijvoorbeeld allopurinol is het urinezuurverlagend effect van vitamine C-suppletie (500 mg/d) echter marginaal en niet klinisch relevant (Robinson & Horsburgh, 2014). Er zijn geen studies die aantonen dat vitamine C-suppletie resulteert in een vermindering van het aantal jichtaanvallen of de ernst hiervan. Er wordt zelfs gesuggereerd dat het nemen van grote hoeveelheden vitamine C een jichtaanval kan uitlokken door de verandering in het urinezuurgehalte (Kolasinski, 2014; Towiwat & Li, 2015).

Op dit moment is er nog onvoldoende bewijs voor een algemene aanbeveling voor vitamine C-suppletie bij jicht.

Kersen en andere rode fruitsoorten

Inname van kersen, kersensap of kersenextract zou de frequentie van terugkerende jichtaanvallen verminderen. Anthocyaan, het pigment dat de kersen een rode kleur geeft, werkt als ontstekingsremmer en antioxidant. Er zijn ook aanwijzingen dat kersen zorgen voor een verlaging van de urinezuurconcentratie in het bloed (Neogi e.a., 2012; Zhang e.a., 2012). Dagelijks ongeveer dertig kersen zou voldoende zijn. Het effect zou ook voor andere 'rode' fruitsoorten gelden.

De vraag is hoe relevant het effect van kersen is ten opzichte van de huidige medicamenteuze behandeling. Er is nog niet voldoende bewijs voor een aanbeveling. Er loopt momenteel onderzoek in de VS (MacFarlane & Kim, 2014; Kolasinski, 2014).

Mediterrane voeding en visolie

Mediterrane voeding wordt gekenmerkt door een hoge consumptie van fruit, groente, niet-geraffineerde granen en peulvruchten, een matige consumptie van vis en gevogelte, en een lage consumptie aan volvette zuivelproducten, rood vlees en haar producten. Olijfolie wordt gebruikt als belangrijkste bron van vet en daarnaast wordt een matige wijnconsumptie aangeraden.

Het naleven van een mediterraan dieet lijkt het serumurinezuurgehalte te verlagen, maar het effect op klinische jicht werd niet aangetoond. Het is lastig aan te geven welke component verantwoordelijk is voor de urinezuurverlaging.

Verschillende studies geven aan dat omega-3-vetzuren ontstekingsreacties onder controle kunnen houden waardoor de kans op een jichtaanval verkleint. Maar ook voor het suppleren van visolie is nog onvoldoende bewijskracht (Kolansinski, 2014).

Koffie

Er zijn aanwijzingen dat koffieconsumptie de kans op jicht verlaagt door een uricosurisch effect. Dit geldt zowel voor cafeïnebevattende koffie als cafeïnevrije koffie, al is het effect bij deze laatste aanzienlijk kleiner. Mannen die 4-5 kopjes per dag dronken, bleken 40 procent minder kans op jicht te hebben – en bij een consumptie van ≥ 6 kopjes per dag zelfs 59 procent minder kans. Mogelijkerwijs zijn er andere componenten dan de cafeïne in koffie die het beschermende effect geven, omdat theedrinkers geen verlaagd risico toonden (MacFarlane & Kim, 2014).

Consumptie van koffie kan geadviseerd worden; rekening houdend met de mogelijk negatieve effecten van cafeïne, niet meer dan vijf kopjes per dag.

Zure voedingsmiddelen

Sommige alternatieve therapeuten raden personen met jicht aan 'zure' voeding, zoals tomaten en yoghurt, te vermijden, omdat 'zuur' bloed jicht zou veroorzaken of verergeren. Hiervoor is geen enkel wetenschappelijk argument aan te voeren. De zuurgraad van het bloed wordt op geen enkele manier beïnvloed door voedingsmiddelen die veel of weinig zuur bevatten. Het zuurgehalte van het bloed heeft ook niets te maken met een verhoogde urinezuurconcentratie in het bloed.

Ramadan – vasten

Tijdens de ramadan onthouden moslims zich overdag van eten, drinken, roken en seks. Er wordt alleen voor zonsopkomst en na zonsondergang gegeten. Vasten is bij jichtpatiënten een potentiële risicofactor voor de ontwikkeling van een jicht-aanval vanwege een verhoging van het urinezuurgehalte in deze periode. Dit komt enerzijds door het ontwikkelen van dehydratie overdag en anderzijds doordat door moslims na zonsondergang grote hoeveelheden voedsel worden geconsumeerd. Dit kan leiden tot hoge purine-inname. Veel mensen gebruiken tijdens de ramadan he-lemaal niets, dus ook geen medicijnen. Dit kan invloed hebben op het serumurine-zuurgehalte.

Wetenschappelijk bewijs voor een verhoogde kans op een jichtaanval bij patiën-ten met jicht tijdens de ramadan is echter niet gevonden. Vooral wanneer patiënten de dosering van de medicatie niet aanpassen blijkt er geen verhoging te zijn van het urinezuurgehalte of meer jichtaanvallen (Habib e.a., 2014).

4.6 Besluit

Met de komst van nieuwe krachtige urinezuurverlagende medicatie is de rol van voeding in de behandeling van jicht minder prominent. De huidige adviezen heb-ben een ondersteunende positie in de totale behandeling van jicht. Er ontstaan re-gelmatig problemen in het behandeltraject door therapieontrouw, ineffectiviteit, intoleratie of allergie voor de medicatie. Aanpassing van de dagelijkse voeding is dan de enig overgebleven mogelijkheid. De diëtist geeft adviezen over een gezonde voeding, met bijzondere aandacht voor het lichaamsgewicht, het gebruik van alco-hol, vocht, zuivel, purinerijke voedingsmiddelen en suikerhoudende dranken.

In Nederland zijn er twee standaarden/richtlijnen voor jicht beschikbaar: voor de eer-ste lijn geldt de NHG-Standaard (Janssens e.a., 2009) en voor de tweede lijn de richtlijn van de Nederlandse Vereniging voor Reumatologie (NVR, 2013). In de NVR-richtlijn staat het effect van voedingsinterventie in de totale behandeling beschreven. Over het algemeen is de bewijskracht van de genoemde adviezen matig of laag en zelfs bij hoge therapietrouw is het urinezuurverlagende effect beperkt. De vraag is of alle adviezen strikt gevolgd dienen te worden. Bevorderen van een gezonde leefstijl en beperking of het voorkomen van comorbiditeit is echter wel van belang. Wellicht is het effectiever om de nadruk te leggen op bijvoorbeeld gewichtsreductie of alcoholvermindering en een gezonde leefstijl. Dit zal afhangen van de individuele situatie van de patiënt.

Referenties

Bhole V, Krishnan E. Gout and the heart. *Rheum Dis Clin North Am* 2014; 40: 125–143.
Choi H. A prescription for lifestyle change in patients with hyperuricemia and gout. *Curr Opin Rheumatol* 2010; 22(2): 165–172.

Crişan TO, Cleophas MCP, Oosting M, Lemmers H, e.a. Soluble uric acid primes TLR-induced pro-inflammatory cytokine production by human primary cells via inhibition of IL-1Ra. *Ann Rheum Dis* 2015; 0: 1–8.

Dessein PH, Shipton EA, Stanwix AE, e.a. Beneficial effects of weight loss associated with moderate calorie/carbohydrate restriction, and increased proportional intake of protein and unsaturated fat on serum urate and lipoprotein levels in gout. *Ann of Rheum Dis* 2000; 59(7): 539–543.

Gezondheidsraad. *Richtlijnen Goede Voeding 2006*. Den Haag: Gezondheidsraad, 2006. Publicatie 2006/21.

GIP/Zorginstituut Nederland. *Geneesmiddelen Informatie Project-databank*, 2015. www.gipdatabank.nl.

Habib G, Badarny S, Khreish M, e.a. The impact of Ramadan fast on patients with gout. *J Clin Rheumatol* 2014; 20(7): 353–356.

Jansen TL, Lamers-Karnebeek F. *Het jicht formularium, een praktische leidraad*. Houten: Bohn Stafleu van Loghum, 2013.

Jansen TL. Gout: cartoonized and bagatellized and still left untreated. Time to change. *Clin Rheumatol* 2015; 34(7): 1317–1319.

Janssens HJEM, Lagro HAHM, Van Peet PG, e.a. NHG-standaard Artritis. *Huisarts Wet* 2009; 52(9): 439–453.

Khanna D, Fitzgerald JD, Khanna PP, Bae S, e.a. 2012 American College of Rheumatology guidelines for management of gout. Part 1: systematic nonpharmacologic and pharmacologic therapeutic approaches to hyperuricemia. *Arthritis Care Res (Hoboken)* 2012; 64(10): 1431–1446.

Kolasinski SL. Food, drink, and herbs: alternative therapies and gout. *Curr Rheumatol Rep* 2014; 16(4): 409.

Kuo CF, Grainge MJ, Zang W, Doherthy W. Global Epidemiology of gout: prevalence, incidence, and risk factors. *Nat Rev Rheumatol* 2015 advance online publication 7 July 2015.

MacFarlane LA, Kim SC. Gout: a review of nonmodifiable and modifiable risk factors. *Rheum Dis Clin North Am* 2014; 29(2): 581–604.

Martinon F, Glimcher LH. Gout: new insights into an old disease. *J Clin Invest* 2006; 116(8): 2073–2075.

Neogi T, Chen C, Chaisson C, Hunter DJ, Choi HK. Cherry consumption and decreased risk of recurrent gout attacks. *Arthritis Rheum* 2012; 64(12): 4004–4011.

NVR. *Richtlijn Jicht*. Utrecht: Nederlandse Vereniging voor Reumatologie, 2013.

Richette P, Bardin T. Gout. *Lancet* 2010; 375(9711): 318–328.

Richette P, Perez-Ruiz, Doherty M, Jansen TL, e.a. Improving cardiovascular andrenal outcomes in gout. Should we target uricemia, xanthine oxidase or inflammation? *Nat Rev Rheumatol* 2014; 10(11): 654–661.

Robinson PC, Horsburgh S. Gout: joints and beyond, epidemiology, clinical features, treatment and co-morbidities. *Maturitas* 2014; 78(4): 245–251.

Schlesinger N. Hyperuricemic gout and diet. In: Coleman LA (red), *Nutrition and Rheumatic Diseases*. Humana Press 2008.

Torralba KD, De Jesus E, Rachabattula S. The interplay between diet, urate transporters and the risk for gout and hyperuricemia: current and future directions. *Int J Rheum Dis* 2012; 15(6): 499–506.

Towiwat P, Li ZG The association of vitamin C, alcohol, coffee, tea, milk and yogurt with uric acid and gout. *Int J Rheum Dis* 2015; 18(5): 495–501.

Wilson JF. In the clinic: Gout. *Ann Intern Med* 2010; 152(7): 479–480.

Zeben D van, Verborg AJT, Berends TC. Jicht en pseudo-jicht. In: *Zakboek ziektebeelden; Orthopedie/Reumatologie*. Houten: Bohn Stafleu van Loghum, 2009.

Zhang Y, Chen C, Choi H, e.a. Purine-rich food intake and recurrent gout attacks. *Ann Rheum Dis* 2012; 71(9): 1448–1453.

Printed in the United States
By Bookmasters